생명의 신비
호르몬

HORMONE MAGIC
ⓒ HIROSHI DEMURA 1997
Originally published in Japan in 1997 by KOBUNSHA PUBLISHERS, LTD.
Korean translation rights arranged through TOHAN CORPORATION, Tokyo and
SHIN WON AGENCY CO., Seoul.

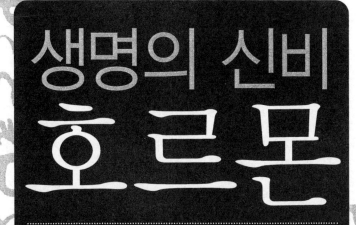

생명의 신비
호르몬

데무라 히로시(도쿄여자의과대학 명예교수)_지음 송진섭_옮김
이종석(서울광혜내과 갑상선클리닉 원장)_감수

종문화사

머리말

21세기는 생명의 핵심이자 근원인 호르몬의 시대

'인간이라는 생명의 수수께끼. 정신과 육체의 불가사의. 탄생, 성장, 건강, 질병, 노화, 죽음의 신비……'

이러한 인류 최후의 문을 여는 열쇠, 그것이 바로 호르몬이라고 생각한다. 마침내 생명에 관한 갖가지 뉴스가 난무하기에 이르렀는데, 복제 양이나 복제 원숭이의 탄생은 그중 하나이다. 물론 이러한 실험이 윤리적으로 옳으냐 그르냐를 따지는 논란이 한창이다. 어쨌든 인간의 최대 관심은 생명의 수수께끼를 규명하는 것이라고 생각한다.

이러한 인간 해독의 꿈을 실현하기 위한 대규모 프로젝트가 진행되고 있으며, 1991년부터 본격적인 궤도에 오른 '인체 유전자 계획'은 그 같은 것이다. 인간의 DNA에는 수많은 유전자 정보가 짜 넣어져 있고 정보의 수는 무려 30억 개나 된다. 이 모든 것의 의미를 읽어 내려는 것이 '인체 유전자 계획'이다. 그것이 예정대로 2005년에 완성되면 인간의 정신과 육체에 관해 좀처럼 풀리지 않고 있는 많은 수수께끼가 밝혀질 것이 분명하다. 또 탄생이나 성장, 질병, 노화 등의 본질과 원인이 밝혀져 그것들에 대처할 방법을 찾을 수 있다고 한다. 나아가 기쁨이나 슬픔, 사랑과 같은 마음의 움직임에 대해서도 완전히 새로운 해석이 탄생할 것이다.

이러한 계획과 궤를 같이하여 생명의 신비의 핵심에 다가가려는 시도가 진행되고 있다. 그것이 이 책의 주제인 '호르몬에 의한 인간 해독'이다. 인간을 비롯하여 모든 생물은 유전자에 의해 만들어져 있다. 그러나 한 사람 한 사람이 살아가며 사랑하고 뛰고 땀을 흘릴 수 있는 것은 전부 호르몬의 작용 때문이다.

한마디로 말해 호르몬은 체내에 둘러쳐진 생체 유지의 네트워크이다. 호르몬은 우리 몸 곳곳에서 분비되고 특징과 역할이 각각 다른 한편, 하나가 되어 우리의 정신과 육체를 지탱해 주고 있어 '체내 오케스트라' 라고 부를 수 있다. 호르몬은 실로 다양해서 심신의 건강을 유지해 줄 뿐만 아니라 질병이나 노화에의 대항, 아름다움의 유지, 보다 높은 의식으로의 고양 등 광범위한 영역에 작용하고 있다. 인간이 인간으로 존재하는 데 없어서는 안 되는 것이 바로 호르몬인 것이다.

호르몬이라는 말이 처음 사용된 지 1세기가 지났다. 호르몬은 '내분비' 라 불려지기도 하는데, 내가 일본과 미국에서 그에 대한 연구를 해온 것이 벌써 40년을 헤아린다. 이제 호르몬 연구 자체가 이윽고 생명의 핵심 영역에 다가가고 있음을 피부로 느끼고 있다. 지금까지의 내분비 연구는 질병의 원인을 규명하거나 치료법을 확립하기 위한 것이 중심이었다. 하지만 현재는 한 걸음 더 나아가 인간의 능력을 근본으로부터 향상시키는 연구로 바뀌어 가고 있다. 호르몬이야말로 생명의 핵심이자 인간 능력의 근원인 것이다.

이 책을 읽으면 우리의 심신이 호르몬에 의해 어떻게 움직여지고 있는지 이해할 수 있으리라고 생각한다. 더욱이 일상생활에서 조금만 주의를 기울이면 호르몬 자체를 훌륭하게 활용할 수 있게 될 것이다.

21세기는 '호르몬의 시대' 이다. 여러분이 뇌를 포함한 심신의 모든 것을 지배하고 있는 호르몬을 유익하게 이용하는 데 이 책이 도움이 되기를 진심으로 바란다.

|차례|

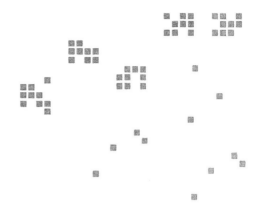

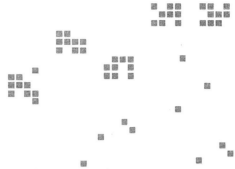

일러두기

이 책의 첫 번째 장인 「호르몬의 세계」와 각 장의 맨 뒤에 있는 요약은 읽는 이의 이해와 편의를
위해 종문화사 편집부에서 작성한 것임을 밝혀 둡니다.

호 르 몬 의 세 계

1 | 호르몬의 종류와 작용

호르몬에는 우리가 생각지 못할 정도로 다양한 종류와 작용이 있다. 또한 항이뇨 호르몬과 바소프레신처럼 동일한 작용을 가진 동일한 호르몬이 둘 이상의 이름을 갖고 있는 경우가 매우 많아 이에 대한 예비 지식이 없으면 이 책의 내용을 읽고 이해하는 데 커다란 어려움과 불편이 따를 것이다. 이런 일이 없도록 각 호르몬을 가나다 순으로 정리하여 동일한 이름을 나열하고 그 대표적인 작용을 간략하여 설명해 두었다.

가바(GABA : γ-aminobutyric acid)

감마아미노부틸산, 피페리딘산

포유류의 뇌 속에만 존재하는 아미노산으로 중추 신경계에서 억제 작용을 한다.

가스트린(Gastrin)

위액 분비를 촉진한다.

갑상선 자극 호르몬(TSH : Thyroid Stimulating Hormone, Protirelin)

갑상선 호르몬의 분비와 생산을 촉진한다. 어린이의 성장과 성숙을 촉진하며 성인의 기초 대사를 유지한다.

갑상선 자극 호르몬 방출 호르몬(TRH : Thyrotrophin Releasing Hormone)

갑상선 자극 호르몬의 생산을 촉진한다.

글루카곤(Glucagon, Glycagon)

항인슐린, 인슐린 B

인슐린과 길항적으로 작용하여 혈당을 증가시키고 글리코겐의 분해를 촉진한다.

나트륨 이뇨 펩티드(Natriuretic Peptide)

심장에서 분비되어 뇌와 위에 작용한다.

난포 자극 호르몬(FSH : Follicle Stimulating Hormone)

여포 자극 호르몬

여성의 경우에는 여포를 성숙시키며 에스트로겐의 분비를 촉진하며, 남성의 경우에는 정자의 생성을 촉진한다.

남성 호르몬(Male Hormone)

웅성 호르몬, 안드로겐, 정소 호르몬

부성기의 발육을 촉진하고 제2차 성징을 가져오며 생식선 자극 호르몬의 분비를 억제한다.

노르아드레날린(Noradrenaline, Norepinephrine)

노르에피네프린

아드레날린과 비슷한 작용을 하는데 화를 내거나 긴장할 때 분비된다.

뇌내 물질

신경 전달 물질

신경 세포나 근육에 정보를 전달하는 물질로, 뇌를 비롯하여 체내의 신경 세포에서 방출되어 인접해 있는 신경 세포 등에 정보를 전달하는 일련의 물질을 일컫는다. 수십 종류가 발견되어 있으며 도파민, 아드레날린, 노르아드레날린, 바소프로신, 세로토닌 등이 대표적인 예이다.

도파민(Dopamin)

쾌감 물질로 부신수질, 뇌, 소장 등에 있으며 중추 신경계에서 뉴런의 신경 전달 물질로 작용한다.

디히드로에피안드로스테론(DHEA : Dehydroepiandrosterone)

부신에서 분비되어 성호르몬인 에스트로겐과 테스토스테론으로 전환된다.

레닌(Rennin)

혈액 중의 안지오텐시노겐에 작용하여 안지오텐신을 만든다.

레프틴(Leptin)

에너지 균형과 체지방량에 영향을 미치고 뇌의 만복 중추에 신호를 보내 포만감을 느끼게 하여 비만을 방지한다.

멜라닌 세포 자극 호르몬(MSH : Melanocyte Stimulatine Hormone, Melanotropin)

멜라노트로핀, 색소 세포 자극 호르몬

체색 변화에 관계하는데 멜라닌을 확산시켜 피부를 검게 만든다.

멜라토닌(Melatonin)

유일한 송과선 호르몬으로, 생식선 자극 호르몬의 분비를 억제하고 노화를 지연시키는 작용이 있다.

모틸린(Motilin)

장관 호르몬으로 공복시 장이 수축되는 것과 밀접한 관계가 있다.

바소프레신(VP : Vasopressin, ADH : Antidiuretic Hormone)

항이뇨 호르몬

신장에서 수분의 재흡수를 촉진하여 소변의 양을 감소시키고 혈관 벽을 수축하여 혈압을 올린다.

베타엔도르핀 (β–endorphin)

도파민과 마찬가지로 쾌감 물질로 뇌를 활성화한다.

부갑상선 호르몬 (PTH : Parathyroid Hormone, Parathormone)

파라토르몬

뼈에서 칼슘과 인의 유리를 촉진하여 혈중 칼슘 농도를 상승시키며 장에서의 칼슘 흡수와 세뇨관에서의 칼슘 재흡수를 촉진하는 작용을 한다.

부신피질 자극 호르몬 (ACTH : Adrenocorticotrophic Hormone)

코르티코이드

스테로이드 호르몬으로서 코르티코이드로 총칭되고 코르티솔(당질 코르티코이드)와 알도스테론(무기질 코르티코이드)이 있으며, 부신피질 호르몬의 분비를 촉진한다.

부신피질 자극 호르몬 방출 호르몬 (CRH : Corticotrophin Releasing Hormone)

코르티솔을 분비시켜 스트레스를 방어하고 과도한 위액 분비를 억제한다.

사이토카인 (Cytokines)

면역 세포에서 분비되어 체내 면역 체계를 움직인다.

생식선 자극 호르몬 (GTH : Gonadotropic Hormone, Gonadotropin)

성선 자극 호르몬

여포 성숙 호르몬, 황체 형성 호르몬, 황체 자극 호르몬의 3종류가 있으며 생식선의 기능을 지배한다.

생식선 자극 호르몬 방출 호르몬(LHRH : Luteinizing Hormone Releasing Hormone, GRH : Gonadotropin Releasing Hormone, Gonadorelin)

황체 형성 호르몬 방출 호르몬

여포 자극 호르몬과 황체 형성 호르몬의 분비를 조절 혹은 자극한다.

성장 호르몬(GH : Growth Hormone)

뼈와 근육의 성장을 촉진하고 단백질과 지방의 합성을 촉진한다.

성장 호르몬 방출 호르몬(GHRH : Growth Hormone Releasing Hormone)

성장 호르몬의 분비를 증가시킨다.

성호르몬(Sex Hormone)

생식선 호르몬

생식기 발육을 촉진하고 기능을 유지하며 자웅의 성징을 발현시킨다.

세로토닌(Serotonin)

신경 전달 물질 가운데 하나로, 도파민과 같은 각성형 호르몬을 억제한다.

세크레틴(Secretin)

최초로 호르몬이라고 불린 물질로, 십이지장 점막에서 분비되어 췌장으로 운반되어 췌장액 분비를 촉진한다.

소마토스타틴(Somatostatin, GRF : Growth Hormone Releasing Factor)

성장 호르몬 억제 방출 인자

성장 호르몬뿐만 아니라 췌장에서 분비되는 인슐린과 글루카곤, 위의 가스트린, 세크레틴 등의 분비를 억제한다.

스트레스 호르몬(Stress Hormone)

스트레스를 받으면 코르티솔과 아드레날린, 프롤락틴 등이 많이 분비되어 인체를 보호하는 역할을 한다.

신경 전달 물질(Neutrotransmitter)

뇌내 물질

신경 세포나 근육에 정보를 전달하는 물질로, 뇌를 비롯하여 체내의 신경 세포에서 방출되어 인접해 있는 신경 세포 등에 정보를 전달하는 일련의 물질을 일컫는다. 수십 종류가 발견되어 있으며 도파민, 아드레날린, 노르아드레날린, 바소프로신, 세로토닌 등이 대표적인 예이다.

아드레날린(Adrenaline, Epinephrine)

에피네프린

활동에 필요한 혈액과 산소 공급을 높여 주기 위해 심장 박동을 증가시켜 혈압을 적절하게 유지해 주는 호르몬이자 신경 전달 물질의 하나이다. 스트레스를 받거나 공포를 느끼면 대량으로 분비되어 심장과 혈관, 근육에 작용하는 등 신체를 보호하여 외부로부터의 위험에 대처하게 해준다.

안드로겐(Androgen, Testis Hormone)

정소 호르몬, 남성 호르몬, 웅성 호르몬

남성의 제2차 성징을 발현시키며 부신에서 분비되기도 한다.

안드로스테론(And : Androsterone)

최초로 발견된 남성 호르몬이다.

안지오텐신(Angiotensis)

안지오텐신 I이 혈액 중 효소에 의해 안지오텐신 II로 변화하면 부신피질을 자극하여 알도스테론(무기질 코르티코이드)의 분비를 촉진한다.

알도스테론(aldosterone)

무기질 코르티코이드

혈중 전해질 대사를 조절하고 혈압을 유지해 준다.

에스트로겐(Estrogen, E₁) / **에스트라디올**(Estradiol) / **에스트리올**(Estriol, E₃)

여포 호르몬의 하나로, 여성의 제2차 성징을 발현시키며 생식 주기 조절에 관여한다.

엔도르핀(Endorphin)

뇌에서 추출되는 모르핀과 같은 진통 효과를 가지는 물질의 총칭이다.

여성 호르몬(Female Hormone)

여포 호르몬(발정 호르몬)과 황체 호르몬을 합친 것이다.

여포 자극 호르몬(FSH : Follicle Stimulating Hormone)

난포 자극 호르몬

여성의 경우에는 여포를 성숙시키며 에스트로겐의 분비를 촉진하며, 남성의 경우에는 정자의 생성을 촉진하다.

옥시토신(Oxytocin)

자궁 수축 호르몬

자궁을 수축하여 분만을 촉진하고 분만 후 모유 분비를 촉진한다.

인슐린(Insulin)

혈당을 간이나 근육에서 글로코겐으로 저장되도록 작용하고 조직의 혈당 이용을 촉진하여 혈당을 감소시킨다.

인슐린 유사 성장 인자 1(IGF-1 : Insulin Like Growth Factor-1)

간에서 분비되며 뼈의 성장을 촉진한다.

장뇌 호르몬(Brain-gut Hormone)

신경 전달 물질의 하나로, 말 그대로 장과 뇌에서 분비되는 호르몬이다.

칼시토닌(Calcitonin)

뼈 속의 칼슘이 방출되는 것을 억제하고 부갑상선 호르몬(파라토르몬)과 길항적으로 작용하여 혈중 칼슘 농도를 저하시킨다.

코르티솔(Cortisol)

당질 코르티코이드

부신피질 자극 호르몬에 의해 분비가 촉진되며 스트레스 상태에 놓여 있을 때 분비가 촉진되어 단백질을 혈당으로 변화시킨다.

코르티코이드(Corticoid)

부신피질 호르몬

스테로이드 호르몬으로서 코르티솔(당질 코르티코이드)와 알도스테론(무기질 코르티코이드)가 있으며, 부신피질 호르몬의 분비를 촉진한다.

콜레시스토키닌(CCK : Cholecystokinin, PZ : Pancreozymin)

판크레오지민

소화관 호르몬의 하나로, 위 유문부와 소장 점막에서 분비되며 쓸개즙 방출과 췌장액 분비를 촉진한다.

테스토스테론(Testosterone)

대표적인 남성 호르몬으로 황체 형성 호르몬의 작용에 의해 분비가 촉진되며 생식 기관을 발달시키고 제2차 성징을 발현시킨다.

트리요오드티로닌(T₃ : Triiodothyronine)

기초 대사와 성장을 조절하는 데 관여한다.

티록신(T₄ : Thyroxine)

발열 반응을 하여 체온을 유지하고 체내 신진대사를 촉진한다.

파라토르몬(Parathormone, PTH : Parathyroid Hormone)

부갑상선 호르몬

뼈에서 칼슘과 인의 유리를 촉진하여 혈중 칼슘 농도를 상승시키며 장에서의 칼슘 흡수와 세뇨관에서의 칼슘 재흡수를 촉진하는 작용을 한다.

판크레오지민(PZ : Pancreozymin, CCK : Cholecystokinin)

콜레시스토키닌

소화관 호르몬의 하나로, 위 유문부와 소장 점막에서 분비되며 쓸개즙 방출과 췌장액 분비를 촉진한다.

프로게스테론(Progesterone)

황체 호르몬

배란을 억제하고 임신이 유지되도록 자궁 내막을 두텁게 하며 태반을 형성하게 한다.

프로스타글란딘(PG : Prostaglandin)

모세 혈관 확장, 위액 분비 억제, 기관지 근육의 수축 · 이완 작용을 한다.

프롤락틴(PRL : Prolactin, LTH : Luteotropic Hormone, Luteotropin, MTH : Mammotropic Hormone)

황체 자극 호르몬, 유선 자극 호르몬, 최유 호르몬, 유즙 분비 자극 호르몬, 유선 발육 호르몬, 락토겐, 젖 분비 자극 호르몬

출산 후 모유가 나오도록 촉진하는 작용을 하는데 출산하고 나서 2~3주 사이에 가장 왕성하게 분비된다. 또한 임신하지 않은 기간에는 생리 주기 후반에 황체 유지에 작용한다.

항이뇨 호르몬(ADH : Antidiuretic Hormone, VP : Vasopressin)

바소프레신

신장에서 수분의 재흡수를 촉진하여 소변의 양을 감소시키고 혈관 벽을 수축하여 혈압을 올린다.

혈관 활성 장 펩티드(VIP : Vasoactive Intestinal Peptide)

신경 전달 물질의 하나이며, 장 점막에서 이온과 물의 흡수를 조절하는 데 중요한 작용을 하고 소장에서는 물과 이온의 분비를 촉진한다.

황체 자극 호르몬(LTH : Luteotropic Hormone, Luteotropin, PRL : Prolactin, MTH : Mammotropic Hormone)

프롤락틴, 유선 자극 호르몬, 최유 호르몬, 유즙 분비 자극 호르몬, 유선 발육 호르몬, 락토겐, 젖 분비 자극 호르몬

출산 후 모유가 나오도록 촉진하는 작용을 하는데 출산하고 나서 2~3주 사이에 가장 왕성하게 분비된다. 또한 임신하지 않은 기간에는 생리 주기 후반에 황체 유지에 작용한다.

황체 형성 호르몬(LH : Luteinizing Hormone)

간세포 자극 호르몬

생식선 자극 호르몬 가운데 하나로, 배란을 촉진하며 여포를 황체로 변화시켜 프로게스테론의 분비를 촉진한다.

황체 형성 호르몬 방출 호르몬(LHRH : Luteinizing Hormone Releasing Hormone, GRH : Gonadotropin Releasing Hormone, Gonadorelin)

생식선 자극 호르몬 방출 호르몬

여포 자극 호르몬과 황체 형성 호르몬의 분비를 조절 혹은 자극한다.

황체 호르몬(Progesterone)

프로게스테론

배란을 억제하고 임신이 유지되도록 자궁 내막을 두텁게 하며 태반을 형성하게 한다.

흉선 호르몬(Thymic Hormone, Thymosin)

흉선의 T세포, B세포의 생장을 촉진한다.

2 | 호르몬의 분류

호르몬은 호르몬의 구성으로 나누어 보는 화학적 분류와 호르몬이 분비되는 신체 기관으로 나누어 보는 분비선별 분류로 대별할 수 있다.

화학적 분류

호르몬은 화학적 조성에 따라 단백질·폴리펩티드계, 페놀 유도체계, 스테로이드계로 나눌 수 있는데 페놀 유도체계와 스테로이드계 호르몬의 대부분은 분자 구성이 결정되어 있어 합성할 수 있는 것이 많다. 각각에 해당하는 호르몬은 다음과 같다.

① 단백질·폴리펩티드계 호르몬

인슐린 / 글루카곤 / 뇌하수체 호르몬(성장 호르몬, 프롤락틴 등).

② 페놀 유도체계 호르몬

아드레날린 / 갑상선 호르몬(티록신, 트리요오드티로닌 등).

③ 스테로이드계 호르몬

생식선 호르몬(프로게스테론, 에스트로겐, 안드로겐 등) / 부신피질 호르몬(코르티솔, 알도스테론 등).

분비선별 분류

① 시상하부

갑상선 자극 호르몬 방출 호르몬 / 생식선 자극 호르몬 방출 호르몬 (황체 형성 호르몬 방출 호르몬) / 부신피질 자극 호르몬 방출 호르몬 /

성장 호르몬 억제 방출 인자(소마토스타틴)

② 뇌하수체 전엽

성장 호르몬 / 프롤락틴(황체 자극 호르몬) / 갑상선 자극 호르몬 / 여포 자극 호르몬(난포 자극 호르몬) / 황체 형성 호르몬(간세포 자극 호르몬) / 생식선 자극 호르몬(여포 성숙 호르몬, 황체 형성 호르몬, 황체 자극 호르몬) / 부신피질 자극 호르몬

③ 뇌하수체 중엽

멜라닌 세포 자극 호르몬

④ 뇌하수체 후엽

바소프레신 / 옥시토신

⑤ 갑상선

티록신 / 트리요오드티로닌 / 칼시토닌

⑥ 부갑상선

파라토르몬

⑦ 흉선

흉선 호르몬

⑧ 췌장

인슐린 / 글루카곤

⑨ 위

가스트린 / 콜레시스토키닌

⑩ 십이지장

세크레틴

⑪ 부신피질

코르티솔 / 알도스테론 / 안지오텐신 / 남성 호르몬

⑫ 부신수질

아드레날린 / 노르아드레날린

⑬ 생식선

정소(남성)

　테스토스테론 / 안드로스테론 / 안드로겐

난소의 여포(여성)

　에스트라디올 / 에스트로겐 / 에스트리올

난소의 황체(여성)

　프로게스테론

⑭ 태반

생식선 자극 호르몬 / 태반성 프롤락틴 / 에스트라디올 / 프로게스
테론 / 프로스타글란딘

⑮ 송과선

　멜라토닌

주요 내분비선

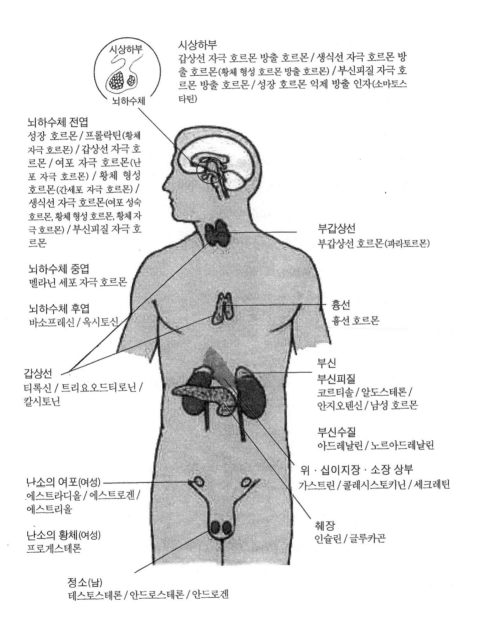

시상하부
갑상선 자극 호르몬 방출 호르몬 / 생식선 자극 호르몬 방출 호르몬(황체 형성 호르몬 방출 호르몬) / 부신피질 자극 호르몬 방출 호르몬 / 성장 호르몬 억제 방출 인자(소마토스타틴)

뇌하수체 전엽
성장 호르몬 / 프롤락틴(황체 자극 호르몬) / 갑상선 자극 호르몬 / 여포 자극 호르몬(난포 자극 호르몬) / 황체 형성 호르몬(간세포 자극 호르몬) / 생식선 자극 호르몬(여포 성숙 호르몬, 황체 형성 호르몬, 황체 자극 호르몬) / 부신피질 자극 호르몬

뇌하수체 중엽
멜라닌 세포 자극 호르몬

뇌하수체 후엽
바소프레신 / 옥시토신

갑상선
티록신 / 트리요오드티로닌 / 칼시토닌

난소의 여포(여성)
에스트라디올 / 에스트로겐 / 에스트리올

난소의 황체(여성)
프로게스테론

정소(남)
테스토스테론 / 안드로스테론 / 안드로겐

부갑상선
부갑상선 호르몬(파라토르몬)

흉선
흉선 호르몬

부신
부신피질
코르티솔 / 알도스테론 / 안지오텐신 / 남성 호르몬

부신수질
아드레날린 / 노르아드레날린

위 · 십이지장 · 소장 상부
가스트린 / 콜레시스토키닌 / 세크레틴

췌장
인슐린 / 글루카곤

3 | 호르몬 영문 이름 찾아보기

본디 찾아보기는 책의 뒤에 들어가는 것이 일반적이지만, 여기에서는 내용 설명에 들어가기 전에 먼저 호르몬의 이름을 익히는 편이 유익할 것이다.

ACTH : Adrenocorticotrophic Hormone 부신피질 자극 호르몬

ADH : Antidiuretic Hormone 항이뇨 호르몬, 바소프레신

Adrenaline 아드레날린, 에피네프린

Aldosterone 알도스테론, 무기질 코르티코이드

And : Androsterone 안드로스테론

Androgen 안드로겐, 정소 호르몬

Angiotensin 안지오텐신

Calcitonin 칼시토닌

CCK : Cholecystokinin 콜레시스토키닌, 판크레오지민

Corticoid 코르티코이드

Cortisol 코르티솔, 당질 코르티코이드

CRH : Corticotrophin Releasing Hormone 부신피질 자극 호르몬 방출 호르몬

Cytokines 사이토카인

DHEA : Dehydroepiandrosterone 디히드로에피안드로스테론

Dopamin 도파민

Endorphin 엔도르핀

Estradiol 에스트라디올

Estriol 에스트리올

Estrogen 에스트로겐, 여포 호르몬

FSH : Follicle Stimulating Hormone 여포 자극 호르몬, 난포 자극 호르몬

Gastrin 가스트린

GH : Growth Hormone 성장 호르몬

Glucagon 글루카곤

Gonadorelin 생식선 자극 호르몬 방출 호르몬, 황체 형성 호르몬 방출 호르몬

Gonadotropin 생식선 자극 호르몬, 성선 자극 호르몬

GRF : Growth Hormone Releasing Factor 성장 호르몬 억제 방출 인자, 소마토스타틴

GRH : Gonadotropin Releasing Hormone 생식선 자극 호르몬 방출 호르몬, 황체 형성 호르몬 방출 호르몬

GTH : Gonadotropic Hormone 생식선 자극 호르몬, 성선 자극 호르몬

IGF-1 : Insulin Like Growth Factor-1 인슐린 유사 성장 인자 1

Insulin 인슐린

Leptin 레프틴

LH : Luteinizing Hormone 황체 형성 호르몬, 간세포 자극 호르몬

LHRH : Luteinizing Hormone Releasing Hormone 황체 형성 호르몬 방출 호르몬, 생식선 자극 호르몬 방출 호르몬

Male Hormone 남성 호르몬

Melatonin 멜라토닌

MSH : Melanocyte Stimulating Hormone 멜라닌 세포 자극 호르몬, 색소 세포 자극 호르몬

Natriuretic Peptide 나트륨 이뇨 펩티드

Neutrotransmitter 신경 전달 물질, 뇌내 물질

Noradrenaline 노르아드레날린, 노르에피네프린

Oxytocin 옥시토신, 자궁 수축 호르몬

Parathormone 파라토르몬, 부갑상선 호르몬

PG : Prostaglandin 프로스타글란딘

Progesterone 프로게스테론, 황체 호르몬

Prolactin 프롤락틴, 황체 유지 호르몬, 유선 자극 호르몬, 최유 호르몬, 황체 자극 호르몬, 유즙 분비 자극 호르몬, 유선 발육 호르몬, 락토겐, 젖 분비 자극 호르몬

PTH : Parathyroid Hormone 부갑상선 호르몬, 파라토르몬

PZ : Pancreozymin 판크레오지민, 콜레시스토키닌

Rennin 레닌

Secretin 세크레틴

Serotonin 세로토닌

Sex Hormone 성호르몬, 생식선 호르몬

Somatostatin 소마토스타틴, 성장 호르몬 억제 방출 인자

Stress Hormone 스트레스 호르몬

Testosterone 테스토스테론

Thyroxine 티록신

TRH : Thyrotrophin Releasing Hormone 갑상선 자극 호르몬
방출 호르몬

Triiodothyronine 트리요오드티로닌

Tryptophan 트립토판

TSH : Thyroid Stimulating Hormone 갑상선 자극 호르몬

T₃ 트리요오드티로닌

T₄ 티록신

Vasopressin 바소프레신, 항이뇨 호르몬

VIP : Vasoactive Intestinal Peptide 혈관 활성 장 펩티드

β-endorphin 베타엔도르핀

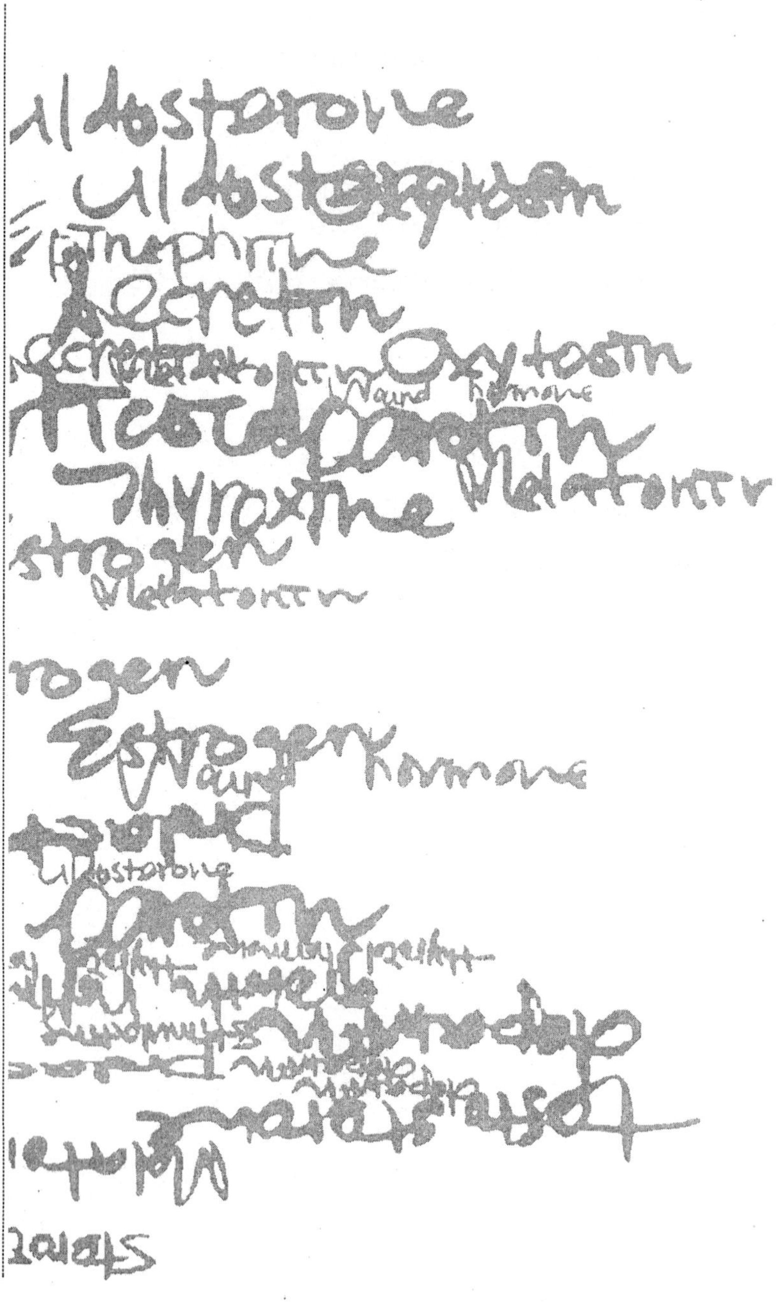

Aldosterone

Aldosterone

Epinephrine

Secretin

Secretin Oxytocin

Thyroxine Melatonin

Estrogen

Melatonin

rogen

Estrogen hormone

Aldosterone

Melatonin

2021045

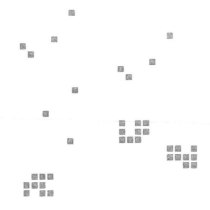

제1장

생 명 의 법 칙 호 르 몬

1 ㅣ호르몬의 위대한 힘

최근 호르몬에 관한 화제가 매스컴을 장식하고 있다. 예를 들어 미국에서 '젊어지는 호르몬'으로 각광을 받고 있으며 DHEA라는 이름으로 널리 알려진 디히드로에피안드로스테론이 있다. 부신에서 만들어지는 이 호르몬의 분비량이 적어지면 인간의 노화가 시작된다는 사실이 밝혀졌다. 즉 DHEA를 적정량으로 유지할 수 있다면 늙는다는 인간의 숙명이 바뀌지 않을까 기대되고 있는 것이다. 또 현대 사회에 만연하고 있는 우울증이나 고령화 시대의 심각한 질병인 알츠하이머 등에 부신피질 자극 호르몬 방출 호르몬(CRH)이나 DHEA가 관여하고 있음이 판명되었다.

이처럼 호르몬에 관한 획기적인 사실들이 수년 동안 잇달아 밝혀지고 있다. 호르몬 연구는 신체의 영역을 넘어 정신과 두뇌 등 새로운 영역으로 확대되며 새로운 시대를 맞이했다고 할 수 있다. 호르몬의 구조나 작용을 아는 것은 곧 우리의 정신과 신체를 움직이고 있는 법칙을 아는 것이 된다. 이 법칙을 올바르고 유효하게 활용하는 것이 진정한 건강을 얻는 최선의 지름길이다. 그를 위해 호르몬의 위대한 힘을 확실하게 인식할 필요가 있다.

그러나 실제로는 대부분의 사람이 호르몬 같은 건 자신과는 관계없다고 생각한다. 그래서 이 책에서는 호르몬 연구의 최신 성과를 바탕으로 우리를 움직이고 있는 호르몬 법칙과, 그것을 활용하여 진정한 건강을 얻음으로써 인생의 성공에 이르는 방법을 알기 쉽게 설명해 나가도록 하겠다.

2 | 호르몬이란?

호르몬이라는 말은 평소에 많이 들어 왔지만, 정작 호르몬의 정체를 제대로 알고 있는 사람은 드물다.

호르몬이란 '자극하다 · 일깨우다' 라는 의미를 가진 그리스어로, 이름 그대로 정신과 신체의 균형을 유지하기 위해 신체의 구석구석에 정보를 전달하고 자극하는 화학 물질이다. 조금 어렵게 말하면 신체의 건전한 항상성(恒常性), 이른바 호메오스타시스를 유지하기 위해 활동하는 물질이다. 현재 체내에는 약 80종에 이르는 호르몬이 있다고 알려져 있다. 뇌를 비롯하여 부신, 소화관, 성기 등 내분비선이라고 불리는 7개의 장기에서 주로 분비된다. 그 밖에 혈관이나 세포로부터도 많이 분비되고 있지만, 모든 호르몬은 생체의 항상성을 유지하여 심신의 최고 컨디션을 지킨다는 호르몬 법칙에 따라 작용하고 있다. 즉 우리의 건강은 호르몬 법칙과 직결되어 있는 것이다.

이를테면 더운 여름날 체온이 올라가면 땀구멍이 열리고 땀을 흘리면 체온이 내려가 체온은 일정하게 유지된다. 혹은 독감에 걸렸다고 가정해 보자. 열이 나거나 두통이 생기는 증상을 보이면서 그것을 해소하여 원래의 몸 상태로 돌아가려고 한다. 이 마법과 같은 방어 전술은 모두 호르몬 법칙을 바탕으로 해서 이루어진다.

다양한 악기로 구성된 오케스트라가 하나가 되어 훌륭한 하모니를 이루며 연주해 내듯, 호르몬 하나하나는 인간의 평생에 걸쳐 생명이라는 조화를 유지할 수 있도록 끊임없이 작용한다.

3 | 호르몬 법칙이 작용하는 세 계통

호르몬이라고 하면 원래는 내분비계를 가리키는 말이었다. 그것이 소위 호르몬의 고전적 개념이었으나, 최근에는 지금부터 설명할 신경계나 면역계와의 관련을 중시하게 되었다.

종래에는 내분비계, 신경계, 면역계 등 세 계통이 제각각 독립적으로 활동하는 것으로 생각되어 왔다. 하지만 지금은 항상성의 정보 전달을 위해 활동한다는 의미에서, 신경계의 신경 전달 물질과 면역계의 사이토카인(세포 간에 정보를 전달하는 물질. 세포의 작용을 조절하는 저분자량의 단백질을 통틀어 일컫는다 : 옮긴이)이라는 물질까지 폭넓게 호르몬으로 다루어야 한다는 견해가 유력하게 떠오르고 있다. 여기에서는 일단 그에 따라 호르몬을 정의하겠다.

즉 호르몬 법칙은

① 내분비계의 호르몬
② 신경계의 신경 전달 물질
③ 면역계의 사이토카인

이라는 세 계통에서 작용한다.

내분비계 호르몬은 체내 기관이나 선[하나 또는 여러 개의 신 세포기 주성분을 이루는 기관. 선 세포는 동물의 조직에서 분비 기능이 왕성한 상피 세포이다. 선에는 땀샘(한선), 침샘(타액선), 소화선처럼 도관에 의해 몸 밖이나 소화관으로 배출하는 외분비선과, 갑상선, 부신피질처럼 분비물, 즉 호르몬을 혈액이나 림프액 속으로 직접 분비하는 내분비선이 있다 : 옮긴이], 세포, 혈관 등에서 만들어지는 고전적 의미의 호르몬이다. 예를 들어 갑상선 호르몬이나 성호르몬은 잘 알려져 있는 내분비계 호르몬이다.

호르몬은 본디 화학 물질의 하나이다. 아미노산이나 콜레스테롤 등을 원료로 신체의 여기저기에서 만들어지고 있으며, 당연히 호르몬의 종류에 따라 미묘하게 그 성분이 다르다.

대부분의 호르몬이 아미노산이나 그것을 원료로 해서 만들어진 단백질로 되어 있는데, 단백질에는 방대한 양의 정보를 저장할 수 있는 특성이 있다. 그 밖에 콜레스테롤을 원료로 한 것은 스테로이드계 호르몬이라고 불린다. 신경 전달 물질이란, 스트레스나 질병 등 몸 안팎의 변화를 신체가 받아들였을 때 그 정보를 신경계를 통해 재빨리 전달하는 물질을 말한다. 최근 뇌에 관한 연구가 비약적으로 발전하면서 뇌 안에서 많은 신경 전달 물질이 발견되었으며, 이것은 문자 그대로 뇌신경 간에 정보를 전달하는 역할을 한다.

바로 이 뇌내 물질의 규명 덕분에 수수께끼에 싸여 있던 '인간의 감정'이라는 영역을 분자 차원에서 밝혀 낼 실마리가 잡혔다. 이를 테면 엔도르핀이나 도파민이라는 이름을 들어 본 사람이 많으리라고 생각하는데, 이 같은 뇌내 호르몬이 유쾌나 불쾌, 희로애락 등 갖가지 감정을 만들어 내고 있는 것이다. 마약이나 각성제, 향정신성 의약품 중에는 이 뇌내 호르몬의 작용을 응용하여 만들어진 것이 있다. 이제 호르몬 연구는 생명의 신비에까지 도달하려 하고 있는 셈이다.

사이토카인은 처음 듣는 사람이 꽤 있을 것이다. 사이토카인의 작용은 내분비계 호르몬과 비슷하지만, 면역 세포에서 분비되어 체내 면역 체계를 움직이는 것이 특징이다. 주된 것으로는 인터로이킨이나 간 질환의 치료약으로 알려져 있는 인터페론 등의 물질이 있다.

이 세 계통 가운데 가장 신속하게 정보를 전달하는 것이 신경계이고 다음은 내분비계, 그리고 면역계의 순서이다.

여기에서는 이 순서에 따라 마음과 감정을 만드는 신경계 호르몬, 신체를 만드는 내분비계 호르몬에 대해 설명하고, 체내 면역력을 높이는 면역계 호르몬에 대해 간단히 언급하겠다.

4 I 호르몬의 5가지 역할

앞에서 호르몬은 생체 유지에 필요한 정보를 전달하기 위해 분비된다고 말했는데, 그 내용을 편의상 다음과 같이 몇 가지로 나눈다. 실제로 이 역할들은 우리의 몸에서 서로 얽히고설키면서 복잡한 기능을 해내고 있다.

① 성장과 발육

인간이 태어나서 순조롭게 성장하도록 한다.

② 생식과 미용

종족을 유지하고 번영해 가기 위해 남녀 성의 차이를 만들고 성행위의 본능을 갖도록 한다. 여성에게는 출산을 포함한 생리 리듬을 만들고 아름다움을 유지하도록 하는 것 역시 호르몬의 중요한 작용이다.

③ 환경에의 적응

정신과 육체에 가해지는 외부로부터의 영향에 대응하여 육체의 다양한 기능을 조정하여 이른바 항상성을 유지한다. 위험이 닥쳤을 때, 온몸이 팽팽하게 긴장하고 심장 박동 수가 상승하는 일련의 반응은 호르몬의 정보 전달 기능에 의한 것이다.

④ 에너지의 생산과 저장

식욕을 불러일으켜 음식물을 섭취하게 하여 체내 에너지를 만들고 그것을 근육이나 지방의 형태로 저장한다.

⑤ 정동(情動)과 지성

기억이나 감정, 창조력과 같은 정동(타오르는 듯한 애정이나 강렬한 증오처럼 일시적으로 치솟는 감정 : 옮긴이)과 지성을 만든다. 또 심신에 휴식과 활동의 리듬을 부여한다.

요컨대 인간이 매일매일 건강하게 살아가기 위해서는 없어선 안 될 귀중한 화학 물질, 그것이 호르몬인 것이다.

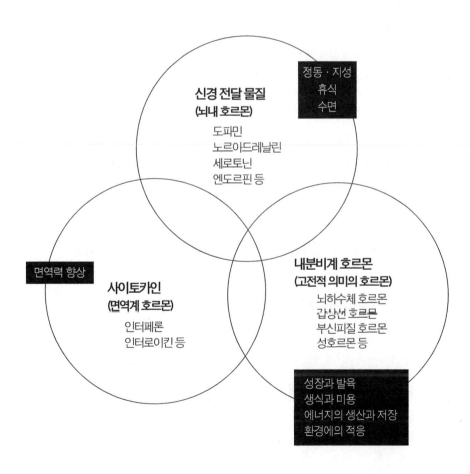

5 | 심신의 건강을 위한 보증서

최근에 연구가 진척되어 이것저것 화제가 무성한 호르몬이지만, 주의해야 할 점이 많이 있다.

호르몬은 100만 분의 1에서 수십억 분의 1밀리그램이라는 단위로 작용하는 매우 섬세한 물질이다. 그렇기 때문에 여러 가지 외적 요인에 의해 쉽게 균형이 무너진다. 체내에서 분비되는 호르몬은 각각 필요량이 정해져 있어 정상치보다 아주 조금이라도 많거나 적으면 심신에 악영향을 가져온다. 이렇게 균형을 무너뜨리거나 악영향을 미치게 하는 요인으로는 2가지를 꼽을 수 있다.

첫째, 대기 오염이나 식품에 함유되어 있는 호르몬 물질이 현대인의 호르몬 균형을 어지럽히고 있는 것은 중대한 문제이다. 둘째, 호르몬제를 과도하게 복용하여 신체로부터 스스로 호르몬을 생산하는 능력을 빼앗아 버리는 경우가 있다. 익히 알고 있는 스테로이드계 호르몬의 과잉 섭취에 의한 질환이 좋은 예이다. 요즈음 시판되고 있는 호르몬제 중에는 부작용이 우려되는 것이 있으며, 임상적으로 효과가 확실히 인정되지 않은 약이나 식품, 트레이닝법이 유행하고 있음을 염려하지 않을 수 없다. 이것들이 호르몬 법칙을 붕괴시키는 위험한 사태를 낳고 있는 것이다.

그러나 호르몬에 대한 올바른 지식을 갖고 있으면 호르몬을 당신의 편으로 만들 수 있다. 그렇게 되면 호르몬 법칙에 의해 심신의 건강을 위한 보증서를 손에 넣는 셈이 된다.

6 | 당신을 지배하는 호르몬 타입

올바른 지식만 있으면 호르몬은 얼마든지 통제할 수 있다. 이 책에서는 그를 위한 생활 방식이나 섭취해야 할 식품, 심신의 트레이닝 방법 등에 대해 구체적으로 설명해 나가겠다.

호르몬을 당신의 편으로 만들기 위해서는 먼저 자신의 호르몬 타입을 아는 것으로부터 시작해야 한다. 호르몬 타입이란 한마디로 말해 호르몬 경향인데, 도파민을 분비하기 쉬운 타입이라거나 갑상선 호르몬이 많이 분비된다거나 하는 것을 가리킨다. 우리는 모두 저마다 서로 다른 체격, 성격, 감정, 버릇을 가지고 있으며 이러한 차이를 만들어 내는 것이 바로 호르몬이다.

원기 왕성하고 체격이 좋으며 실천력 있는 타입이라든가 내향적이고 신체의 선이 가늘지만 상상력이 풍부한 타입이라든가 하는 인간의 유형 역시 호르몬이 연출해 내고 있다고 생각해도 틀림없다. 그러므로 자신의 체격과 감정 등의 타입을 분명하게 인식함으로써 호르몬 경향을 알 수 있다. 이렇게 심신의 상태로 판단할 수 있는 호르몬 유형을 '호르몬 타입'이라고 부른다.

이 호르몬 타입을 아는 것은 정신과 신체의 건강에 무척 중요한 일이다. 그것을 통해 자신이 걸릴 우려가 있는 질병이나 증상, 심리 경향 따위를 미리 알 수 있으며, 그를 바탕으로 손실을 예방할 수 있는 방법을 찾을 수 있기 때문이다.

그 밖에 현재보다 한층 창조력이나 기억력, 집중력이 좋아지고 주위에 호감을 주는 성격으로 바뀌며 기회를 놓치지 않는 등 한 차원 높은 사람이 될 수도 있다. 해당 호르몬을 의식적으로 조절하여 체질은 물론 성격과 기질까지 변화되며, 나아가서는 인생을 찬란한 성공으로 이끌게 된다.

최근에는 그저 오래 사는 것이 아니라 어떻게 사느냐에 관심이 집중되기에 이르렀다. 이것이 곧 삶의 질, 퀄리티 오브 라이프(QOL)의 개념이다. 노령 인구가 증가할수록 성호르몬이 저하된 뒤에 오는 찾아오는 새로운 인생을 어떻게 보내느냐가 중요해진다. 그런 의미에서 삶의 질을 높이는 데 열쇠를 쥐고 있는 것 또한 호르몬이다.

이 책의 제5장에서 제시하는 여러 표를 이용하면 당신의 호르몬 타입을 찾아볼 수 있다. 그리고 호르몬 타입을 안 다음 어찌해야 할지에 대해서는 곳곳에서 설명할 터이니 삶의 질을 향상시키는 데 유용하게 이용하기 바란다.

생 명 의 법 칙 호 르 몬

1. '자극하다 · 일깨우다' 라는 의미를 가진 호르몬은 인간의 정신과 신체의 균형을 유지하기 위해 신체 구석구석에 정보를 전달하고 자극하며 항상성을 유지하기 위해 작용하는 화학 물질이다. 또한 호르몬은 인간이 태어나서 성장하며 건강한 삶을 유지하고 갖가지 감정을 맛보는 데 필요 불가결한 물질로서 성장과 발육, 생식과 미용, 환경에의 적응, 에너지의 생산과 저장, 정동과 지성에 관여하는 등 복잡한 기능을 해내고 있다.

2. 호르몬 법칙은 내분비계 호르몬, 신경계의 신경 전달 물질, 면역계의 사이토카인의 세 계통에서 작용한다.

3. 호르몬을 아는 것은 우리의 정신과 신체를 움직이는 법칙을 아는 것이며, 이를 올바르고 유용하게 이용하는 것은 곧 건강을 얻는 지름길이다.

4. 따라서 호르몬에 대한 올바른 지식을 갖고 내 것으로 만들어야 건강한 심신을 유지하며 풍요로운 삶을 누릴 수 있다. 이를 위해서는 먼저 자신의 호르몬 타입을 알아야 한다. 우리는 모두 서로 다른 생김새, 체격, 성격, 버릇을 가지고 있으며 이것은 호르몬의 차이에서 비롯되는 것이다. 호르몬 타입을 아는 것은 정신과 신체의 건강에 매우 중요한 것이며, 이를 알면 자신이 걸릴 우려가 있는 질병이나 심리 경향을 알게 될 뿐 아니라 이를 이용해 창조력과 기억력을 높이고 성격을 바꾸어 한 차원 높은 인생을 영위할 수 있다. 이런 의미에서 호르몬은 삶의 질을 높이는 소중한 열쇠이다.

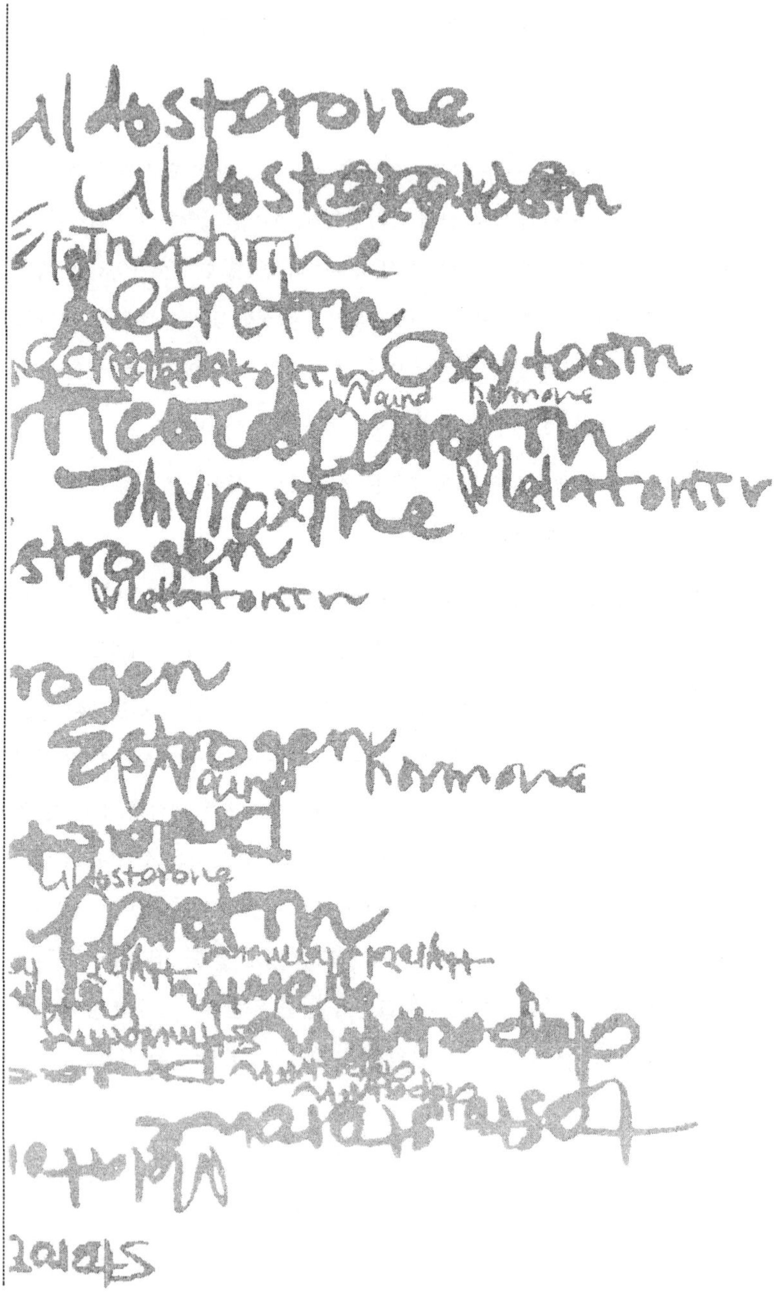

Aldosterone

Aldosterone

Epinephrine

Secretin

Secretin   Oxytocin

Thyroxine   Melatonin

strogen

Melatonin

rogen

Estrogen   Hormone

Aldosterone

2011/45

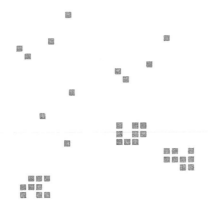

제2장

무너진 호르몬 균형이 가져온 현대의 질병

1 | 오염된 환경이 가져온 호르몬 이상과 질병

현대의 질병은 하루가 다르게 그 수가 많아지고 있으며, 그 이면에는 정상적인 분비 균형이 깨진 호르몬이 있다. 대기가 변하고, 물이 변하고, 음식이 변하고…… 어느새 소중한 호르몬이 악영향을 받아 우리의 몸뿐이 아니라 정신까지 좀먹고 있다.

1992년 덴마크의 어느 연구자가 1938~1990년 사이에 전 세계 남성의 정자 수는 절반으로 감소했다는 충격적인 내용의 보고를 했다. 이것은 대기 오염이나 인공 호르몬 물질의 영향이 원인이라고 한다. 1년 동안 생산되는 유기 화합물은 약 1억 톤이나 된다. 지금까지 대기 중에 방출된 화학 물질은 무려 10만 종류 이상이나 되고, 대부분이 호르몬에게는 대단히 해로운 것들이다. 그중에서 쓰레기 소각장에서 대량 발생하는 악명 높은 다이옥신은 생식 호르몬에 치명적이어서, 여성에게는 난소 호르몬에 커다란 이상을 초래하고 남성에게는 정자의 수를 격감시키는 것으로 알려져 있다.

더욱이 화학 물질을 사용한 주택 건축 자재나 아파트처럼 밀집된 주거 환경도 호르몬의 분비에 영향을 주고 있는 것으로 보인다. 또 의외로 간과되고 있는 것이 식용육에 함유되어 있는 인공 호르몬 물질이다. 이제는 식탁에 올려진 반찬 중 어느 하나에는 반드시 인공 호르몬 물질이 들어 있다고 해도 과언이 아니다.

이런 물질들이 몸 안으로 들어가 본래의 호르몬 균형을 무너뜨리고 있으며, 그 결과 여러 가지 부정적인 현상이 일어나고 있는 것이다. 눈에 보이지 않는 이 같은 오염의 위협이 계속되면, 자신도 모르는 사이에 고환(정소)이 텅 비어 버리는 비극이 일어난다.

사실 부인의 불임 때문에 병원을 찾는 남성의 숫자가 늘어나고 있는데, 그중에는 정자의 수가 적거나 정자에 힘이 없는 소위 정자 무력증을 갖고 있는 사례가 많다.

그렇다면 어떻게 해야 할까? 우선은 자신의 호르몬 상태에 관심을 갖고 생활 환경에 신경 써야 한다. 특히 매일매일의 식사가 중요하다. 호르몬의 주재료는 양질의 아미노산이므로 그런 아미노산이 함유되어 있는 음식을 충분히 섭취해야 하며, 더욱이 면역력을 유지하기 위해 비타민과 무기질, 그 밖의 천연 성분을 균형 있게 섭취해야 한다.

최근 내가 관심을 가지고 연구를 시작한 '유산균 생산 물질, 생원(生源)'은 정상적인 호르몬 분비에 커다란 열쇠를 쥐고 있을 것으로 판단된다. 오염된 환경에서 미처 의식하지 못하는 동안 호르몬이 손상되는 시대에 살고 있으니 호르몬 오염으로부터 자기 자신을 지켜야 한다.

2 | 남성이 못 되는 남성, 여성이 못 되는 여성

스트레스와 같은 정신적 요인 역시 호르몬의 균형에 좋지 못한 영향을 미친다. 그 명백한 예가 태아의 호르몬 이상이다. 임신 시기에 모체가 호르몬의 균형을 잃으면, 태어나는 아기의 성별에까지 해로운 영향을 가져온다.

여러 해 전 사이타마의과대학이 일본에서는 최초로 정부로부터 성전환 수술을 승인받았다. 그러나 몇 가지 조건을 분명히 하는 경우에만 허용되므로 실제로 실행되기에는 좀 더 시간이 걸릴 것으로 보인다.

지금껏 금기시되어 왔던 성전환이 어째서 승인된 것일까? 그만큼 절실하게 필요로 하는 사람이 급증하고 있다는 증거이다. '몸은 남성인데 마음은 여성'인 예가 있는가 하면 반대의 예도 있다. 그런 심신의 불균형에 고통 받고 있는 환자가 일본에는 약 7천 명 이상 있다. 이런 사태가 벌어진 근본에는 태아의 뇌와 신체의 성을 결정하는 데에 호르몬 법칙이 작용하고 있다는 엄연한 사실이 있다. 자세한 것은 제4장에서 설명하겠다.

모체의 호르몬 상태가 태아에게 미치는 영향은 대단히 크다. 이를테면 염색체 자체에 이상이 없고 어엿한 남성 성기를 갖고 있으나 남성이 될 수 없는 남성이라든가 그 반대 경우의 여성이 있다. 대체로 임신중에는 사소한 일에도 초조해 하거나 불안하게 마련이다. 호르몬은 이런 정신적인 스트레스에 매우 약하기 때문에, 모체의 호르몬 분비가 어지러워지고 나아가서는 태아의 호르몬에 악영향을 주는 것이다.

3 l 호르몬제는 위험하다

올림픽으로 많은 사람에게 친숙한 말이 된 '도핑'이란 인공 호르
몬제를 사용하는 것을 말한다. 그 실체는 잘 알려져 있는 것처럼 근
육 증강제이다. 단거리 육상 선수 벤 존슨의 도핑이 발각되어 서울
올림픽에서 메달을 박탈당한 일은 기억에 새롭다. 그러나 최근에는
프로 선수뿐만 아니라 일반 스포츠 애호가 사이에도 도핑이 만연되
고 있어 일본의 어느 고등학교 선수들 대회에서 도핑이 발각된 사건
마저 있었다.

원래 인간의 근육은 호르몬이 만든다. 우리가 먹는 콩이나 고기
등에는 단백질이 함유되어 있고 이것은 체내에서 아미노산으로 분
해되는데, 그 다음부터는 호르몬의 힘이 필요해진다. 즉 호르몬의
작용에 의해 몸이 사용되기 쉬운 단백질로 바뀌고 필요한 근육으로
저장된다. 이 과정에서 힘을 발휘하는 것이 성장 호르몬, 남성 호르
몬, 갑상선 호르몬, 부신피질 호르몬이다. 이 호르몬들이 일치단결하
여 우리의 근육을 만드는 것이다.

근육 증강제는 이런 호르몬의 활동을 강화하는 약으로, 무서운 부
작용이 따른다. '메틸테스토스테론'이라는 호르몬제를 대량 복용하
면, 간 기능 장애가 생기며 남성의 경우에는 정자가 없어지거나 전립
선 비대를 일으키거나 암을 악화시킬 우려가 있다. 또 여성의 경우
에는 목소리가 낮아지거나 수염이 나는 등 남성 호르몬 과잉의 징후
가 나타나며, 결국 생리가 멎거나 공격적인 성격이 되기도 한다. 이
것은 외부로부터 지나치게 호르몬을 취한 까닭에 신체 기관이 자기

는 더 이상 호르몬을 생성하지 않아도 된다고 판단하여 일어나는 증상이다.

요컨대 호르몬을 분비하는 내분비선이 원래 지니고 있는 호르몬 생산 능력을 극도로 감퇴시켜 버리는 데 원인이 있다. 체내에 필요한 호르몬의 양은 호르몬마다 정확하게 정해져 있기 때문에 외부에서 너무 많은 호르몬을 섭취하면 내분비선이 호르몬 생산을 멈춘다. 그로 인해 체내의 균형이 흐트러지고 심신에 갖가지 악영향이 나타나는 것이다. 이 또한 호르몬 법칙이 무너지는 한 예이다.

호르몬제를 복용한 탓에 '별것 아닌 일에도 초조해진다' '피로를 쉬 느낀다' '털이 많아졌다' '생리가 멎었다'라고 호소하는 사람들이 적잖다. 함부로 호르몬을 보충하면 이렇게 육체는 말할 나위 없고 정신까지 좀먹히는 놀라운 결과를 초래한다.

4 l 나이에 관계없이 만연하는 치매

본격적인 고령화 사회를 맞아 일본의 치매 환자는 이미 100만 명을 넘어서는 시대가 되어 치매는 점차 절실한 문제로 대두하고 있다.

물건을 잃어버리고, 가스나 수도꼭지 잠그는 것을 잊고, 아침 식사로 무엇을 먹었는지 생각나지 않고, 심지어 가족의 이름이나 자기 나이조차 생각나지 않는다. 장수하게 되어 노년에 새로운 삶을 누리려 할 때에 치매에 걸리면 삶의 질(QOL)은 무용지물이 된다. 얼마 전 최일선에서 왕성하게 활동하고 있는 50대를 목전에 둔 회사원이 주위 사람의 이름이 기억나지 않고 일용 잡화가 잘 구별되지 않으며 결혼 기념일마저 전혀 생각나지 않는다는 증상을 호소해 왔다. 이런 환자가 해마다 늘어나고 있다.

치매에는 2종류가 있다. 하나는 동맥경화가 원인인 것이고, 또 하나는 최근 문제가 되고 있는 제2의 치매, 즉 40대라는 젊은 나이에 증상이 나타나는 약년성 알츠하이머병이다. 알츠하이머의 원인에 대해서는 다양한 주장이 있는데 유전을 중시하는 것, 뇌 안에 아밀로이드라는 단백질이 침착한 노인 반점에 주목하는 것, 체내에 침입한 알루미늄이 범인이라는 것 등이 있다

최근에는 뇌 수술이 원인이 되는 치매가 화제가 되고 있다. 그것은 뇌경막(腦硬膜)이라는 부분의 이식 수술이 원인이라고 알려져 있으며, 야곱병(치매가 오고 간대성 경련을 보이는 간염성 질환. 전염 경로는 확실치 않으나 1996년 광우병에 걸린 소가 전염시키는 것으로 알려졌다 : 옮긴이)과 흡사한 것으로 생각된다.

5 | 치매 치료와 호르몬

부신피질 자극 호르몬 방출 호르몬(CRH)은 치매 환자가 점점 증가하고 있는 가운데 알츠하이머와 관련 있는 것으로 주목받는 호르몬이다. 호르몬 중에는 이처럼 애매한 명칭을 가진 것이 많으므로 극히 소수를 제외하고는 일일이 기억할 필요가 없다.

CRH의 본래 작용은 부신피질을 자극해서 코르티솔이라는 호르몬을 분비시키는 데 있으며 그 결과로 스트레스 방어, 식욕 통제, 수분 보급 작용의 억제, 과도한 위액 분비의 저하 등 중요한 작용을 한다. 그런데 새로이 알게 된 중요한 작용이 또 하나 있다.

CRH는 기억을 관장하는 뇌의 해마라는 기관에 많이 존재하며 기억력과 학습 능력에 중대한 역할을 담당하고 있는 것이다. 뇌 세포는 25세를 지나면 1초에 2~3개, 1일 평균 약 9만 개가 죽는다. 따라서 해마에 있는 신경 세포가 파괴되어 CRH가 생성되지 않게 되는데, 그 진행이 빠른 것이 알츠하이머이다. 알츠하이머 환자의 뇌를 조사해 보면 해마의 CRH 수준이 현저하게 낮고 대뇌피질의 CRH 수치 역시 낮다는 사실을 알 수 있다. 이런 원인이 밝혀진 것과 동시에 치료법 연구가 진척되기 시작했다. CRH는 펩티드(단백질의 구성 성분 : 옮긴이)라는 산에 용해되기 쉬운 물질을 재료로 해서 만들어지므로 약으로 먹어도 위 속에서 분해되어 효과를 발휘할 수가 없었다. 그러나 이제는 그런 문제점이 해결되어 복용 약에 의한 치료가 미국 등에서 시도되고 있다. 치매 치료에 비로소 서광이 비추게 된 셈이다. 이런 것들이 바로 호르몬 연구가 새로운 단계에 들어섰다는 실례이다.

6 | 우울증은 호르몬 질환

요즘에는 남녀노소를 막론하고 우울증으로 고생하는 사람들이 늘어나고 있다. 더구나 그것이 일상화되고 있다는 점에서 심각한 사회 문제로 볼 수 있다. 그리고 중증은 아니더라도 '오늘은 어쩐지 조금 우울해' 하는 말을 곧잘 듣는다.

휴일 시내의 한 찻집에서 커피를 마시면서 옆자리에 앉은 두 여성이 이런 이야기를 나누는 것을 들은 적이 있다.

"잠은 잘 드는 데 2~3시간이 지나면 꼭 눈이 떠지고 그러고 나면 잠을 이룰 수 없어. 게다가 낮에는 초조해서 견딜 수가 없고. 그래서 하는 수 없이 회사를 그만두었다니까. 병원에서 우울증이라는 말을 듣고 더 가라앉기만 해. 부모님께 말하면 입원하라고 할 텐데……."

이 대화의 주인공은 어디서나 볼 수 있는 평범한 인상의 젊은 여성이었다.

우울증은 정도가 심해지면 자살까지 초래하는 병으로, 극히 일상적인 스트레스가 가져오는 불면증으로 인해서도 우울 상태에 빠질 위험이 있음을 알아야 한다. 우울증은 전에는 '정신·신경의 병'이라고 해서 정신과에서 진료했다. 그러나 최근에는 세로토닌이라는 뇌내 물질과 깊은 관련이 있음이 밝혀짐으로써 호르몬 질환으로 다루어지게 되었다.

세로토닌은 호르몬 가운데 하나이다. 뇌의 신경 사이에서 갖가지 정보를 전달하는 물질이 뇌내 신경 전달 물질이다. 그와 같은 신경 전달 물질인 세로토닌은 뇌 세포의 시냅스(뇌에는 수천억 개의 신경 세포, 즉 뉴런이 존재하는데 시냅스는 뉴런 사이의 접합부이다 : 옮긴이)에서 분비되어 뇌를 자극한다. 스트레스를 받으면 보통 뇌 안의 세로토닌이 감소되며, 세로토닌이 감소될수록 우울 상태가 깊어져 마침내 자극이나 통증에 민감해지고 자살을 하거나 반대로 다른 사람을 죽이는 행위까지 저지르게 된다고 알려져 왔다. 더욱이 우울증에 걸린 사람은 혈액 속 세로토닌 수치가 낮을 뿐만 아니라 신진대사물의 수치도 낮다.

이런 현상을 놓고 종합적으로 생각해 볼 때, 우울증이란 세로토닌의 부족으로 잠을 이룰 수 없다는 불안이나 공포가 생겨 그것이 쌓여 가는 병이다. 의료 현장에서는 세로토닌의 작용을 향상시키기 위해 개발된 'SSRI'라는 항우울제가 유명한데, 미국에서는 2천만 명이 이 약을 복용하고 있다고 한다.

7 | 신경성 식욕 부진증과 호르몬

수많은 사람의 사랑을 받던 '카펜터스'의 여자 멤버이자 천사의 목소리의 소유자 카렌 카펜터는 거식증 때문에 세상을 떠났다. 그후 그녀의 죽음을 애도하는 사람들에 의해 '신경성 식욕 부진증 기금'이 설립되어 이 병의 심각성이 새롭게 인식되기 시작했다. 그러나 지금도 여전히 젊은 여성들 사이에 지나친 살빼기 증후군이 기세를 떨치고 있다.

한번은 탈수 증상을 일으킨 여대생이 구급차에 실려 왔다. 그녀의 몸은 딱해 보일 만큼 야위어 있었다. 그 지경이 된 이유를 물었더니 아니나 다를까 살을 빼고 싶은 소망이 원흉이었다. 다이어트를 시작했는데 어느 틈에 살을 빼고 싶다는 욕구 자체가 스트레스가 되어 먹으면 몽땅 토하고 마는 상태에 이른 것이다.

스트레스가 미용에 매우 해롭다는 것쯤은 누구나 알고 있는 사실이지만, 호르몬의 분비에 아주 나쁜 영향을 준다는 사실을 아는 사람은 많지 않다. 호르몬의 중추인 뇌 안의 시상하부나 뇌하수체에 스트레스가 지나치게 가해지면 호르몬의 분비 균형이 무너져 버린다.

여성의 경우, 그로 인한 증상이 가장 먼저 피부에 나타나 윤기가 없어지거나 칙칙해진다. 피부에는 기미의 원인이 되는 멜라닌 세포가 있다. 뇌하수체에서 분비되는 멜라닌 세포 자극 호르몬이 이 세포에 작용하는데, 스트레스를 받으면 이 호르몬의 분비량이 단번에 많아져 피부가 칙칙해지는 것이다. 스트레스는 또 난소 기능을 저하시키고 여성 호르몬의 균형을 무너뜨려 피부가 거칠어지는 원인이 된다.

그 피해는 신체에만 국한되지 않는다. 마음의 병으로까지 발전한 것이 앞에서 말한 여대생이 걸린 신경성 식욕 부진증 같은 사례이다. 이것은 일종의 스트레스성 질환이어서 먼저 시상하부의 부신피질 자극 호르몬 방출 호르몬이 증가한다. 스트레스를 받으면 위가 작아진 것처럼 느끼는 것은 이 호르몬에 식욕을 억제하는 작용이 있기 때문이다. 그럼에도 불구하고 살을 빼야 한다는 정신적인 스트레스 상태가 계속되면, 마침내 몸이 음식 섭취를 막무가내로 거부하여 신경성 식욕 부진증에 빠지고 만다.

신경성 식욕 부진증에는 무월경증이 되는 특징이 있다. 그래서 드물게는 체중이 회복된 뒤에도 무월경증이 낫지 않는 경우가 있다. 살을 빼는 데는 성공했지만 호르몬의 균형이 깨져 본래의 아름다움과 생명까지 위태로워진다면, 그야말로 주객이 전도되었다고 하지 않을 수 없다. 현대의 어떤 붐이나 경향이든 호르몬 법칙을 무시하면 이런 뜻밖의 결과를 초래하는 것이다.

8 | 난폭해지는 자녀는 일단 호르몬 이상을 의심

현대 사회의 절실한 문제의 하나인 학교 폭력에 대해 말해 두고 싶다. 사실 학교 폭력 또한 호르몬 분비의 이상이 원인인 경우가 적잖다는 것은 '짜증이 나서 화가 치밀어 올랐다' '대꾸하기에 곧장 주먹이 나갔다'라는 당사자의 말을 통해 알 수 있다. 학교 폭력 가해자 소년들의 초기 증상은 신기하게 비슷한 점이 있으며, 이런 정신 상태를 만드는 범인이 호르몬인 사례가 많다.

우선 첫 번째 용의자는 사춘기에 왕성하게 분비되는 테스토스테론이라는 호르몬이다. 이 호르몬은 일반 사람에게는 친숙하지 않지만, 부신에서 분비되어 이른바 '남자다움'을 갖게 하는 남성 호르몬 가운데 가장 강력한 힘을 발휘하는 호르몬이다. 그래서 이 호르몬이 너무 많이 분비되면 난폭해지는 것이다. 원숭이 집단에서 가장 힘이 센 우두머리 원숭이는 다른 원숭이들에 비해 테스토스테론의 수치가 훨씬 높다고 한다. 또 인형 놀이에는 흥미를 보이지 않고 오히려 남자 아이들과 나무에 오르기를 좋아하는 여자 아이는 테스토스테론의 분비가 왕성할 가능성이 높다.

두 번째 용의자는 갑상선 호르몬이다. 이 호르몬은 적당히 분비되면 생명력 넘치는 적극적인 성격을 형성하나, 지나치게 분비되면 난폭해져 평소에는 생각지도 못할 말을 무심코 뱉거나 충동적으로 행동하거나 때로는 무의식적으로 폭력을 휘두른다.

마지막으로 세로토닌을 들 수 있는데, 세로토닌은 앞에서 말했듯이 뇌에서 분비되는 신경 전달 물질 호르몬의 하나이다. 이 호르몬의 분비가 저하되면 자극이나 통증에 민감해지고 자제력을 잃어 폭력적으로 변한다. 세로토닌의 체내 농도는 저녁 무렵 가장 낮아진다. 따라서 그 시간이 되면 까닭 없이 초조해지는 사람은 세로토닌이 원인일 가능성이 크다.

이 호르몬들은 미처 눈치 채지 못하는 동안 서서히 해로운 방향으로 작용을 하므로 이것을 알아차렸을 때는 완전히 성격이 바뀌어 돌이킬 수 없는 상황이 벌어지고 마는 경우가 꽤 있다. 그것을 미연에 방지하기 위해서라도 일상생활에서 보이는 자녀의 사소한 변화에 주의를 기울이도록 한다. 아무튼 자녀들이 평소와 달리 불안해 하는 것 같으면 일단 호르몬 분비에 이상이 있다고 의심해 보아야 한다. 이상 유무는 병원에서 쉽게 진단할 수 있으며 조기에 발견하면 대부분 낫는다. 특히 갑상선 호르몬에 이상이 있는 경우에는 100퍼센트에 가까운 회복률을 보인다.

뒤에서 다시 설명하겠지만, 세로토닌이 범인인 경우는 아이들로 하여금 낮 동안 햇볕을 충분히 쬘 수 있는 생활 환경을 만들어 주는 것이 중요하다.

생 명 의 신 비 호 르 몬

1. 어느 시대에나 사회 문제와 질병은 있어 왔다. 하지만 현대 사회는 그 어느 때보다 심각하고 절실한 문제들을 많이 안고 있다. 고령화 사회를 맞이해 증가하는 노인 인구의 삶의 질, 날로 도를 더해 가는 학교 폭력과 청소년 범죄, 외모를 중시하는 사회 분위기로 인해 빚어지는 여성의 지나친 다이어트 욕구, 연령과 성별에 상관없이 넓게 퍼져 있는 우울증 등이 바로 그러한 예이다. 이 문제들의 이면에는 정상적인 균형이 무너진 호르몬이 있다. 대기 오염, 수질 오염, 식품에 함유되어 있는 인공 호르몬, 건축 자재 등이 균형을 무너뜨리고 있는 것이다. 이를 예방하기 위해서는 매일의 식사에 주의하여 양질의 아미노산이 함유되어 있는 음식과 면역력을 유지해 주는 비타민, 무기질이 함유되어 있는 음식을 섭취하도록 한다.

2. 호르몬 균형을 무너뜨리는 또 하나의 원인은 스트레스이다. 이 같은 정신적 요인이 미치는 악영향은 태아에게까지 나타나는데, 임신 기간에 어머니가 과도한 스트레스를 받으면 모체의 호르몬 균형이 깨지고 태아에게 영향을 미쳐 심신의 성 정체성이 일치하지 못해 혼란을 겪는 등의 문제를 갖게 된다.

3. 함부로 호르몬제를 복용하여 호르몬을 보충하면 신체의 내분비선이 지니고 있는 호르몬 생산 능력은 감퇴되거나 아예 멈추어 버린다. 왜냐하면 우리가 필요로 하는 호르몬의 양은 매우 정확하게 정해져 있기 때문이다. 이로 인해 체내 호르몬 균형이 깨지면 심신의 균형이 무너져 육체의 질병은 물론 정신의 질병마저 걸리게 될 우려가 있다.

4. 고령화 사회를 맞아 절실한 문제로 대두되고 있는 것이 어떻게 하면 안락하고 건강한 노년을 보내느냐이며, 이를 위협하는 커다란 요소는 치매

무너진 호르몬 균형이 가져온 현대의 질병

이다. 게다가 노인이 걸리는 치매 외에 40대에 걸리는 제2의 치매, 즉 약년 성 알츠하이머는 많은 사람에게서 건강한 삶을 앗아 간다. 이러한 치매에는 부신피질 호르몬 방출 호르몬이 관여하는 것으로 주목받고 있다.

5. 치매 외에 새삼스레 관심을 끌고 있는 질병 가운데 하나가 우울증이 다. 물론 과거에도 있었으나 현재는 남녀노소에 상관없이 폭넓게 퍼져 있어 심각성을 더해 가고 있다. 우울증 또한 단순히 정신병이 아닌 체내 호르몬 과의 관계에서 빚어지는 호르몬 질환으로 재조명되고 있는데, 뇌내 물질인 세로토닌은 스트레스를 받으면 감소되고 이 상태가 지속되면 우울한 상태 가 된다는 사실이 밝혀졌다.

6. 현대 사회는 날씬해지고자 하는 여성의 욕구를 부추기고 있어 지나친 다이어트로 인한 거식증, 폭식증, 신경성 식욕 부진증과 같은 무서운 질병을 가져왔다. 이 질병들은 일종의 스트레스성 질환으로, 이것에 걸리면 부신피 질 자극호르몬 방출 호르몬이 증가한다. 이렇게 되면 설령 날씬한 몸을 갖 게 되었다 하더라도 호르몬이 균형을 잃어 무월경증, 탈모증과 같은 증상이 나타나고 목숨이 위태로운 경우조차 있다.

7. 몇 해 전부터 심심찮게 매스컴을 장식하는 것이 학교 폭력과 청소년 범죄이나. 이런 문제를 야기하는 원인으로 호르몬이 수복을 받고 있는데, 이를테면 테스토스테론과 갑상선 호르몬이 과잉 분비되면 난폭해지며 세로 토닌이 과소 분비되면 자제력을 잃기 때문이다. 그러므로 자녀의 언행이 거 칠어지거나 불안해 하는 변화를 보이면 호르몬 이상 여부를 검사해 보는 것 이 좋다.

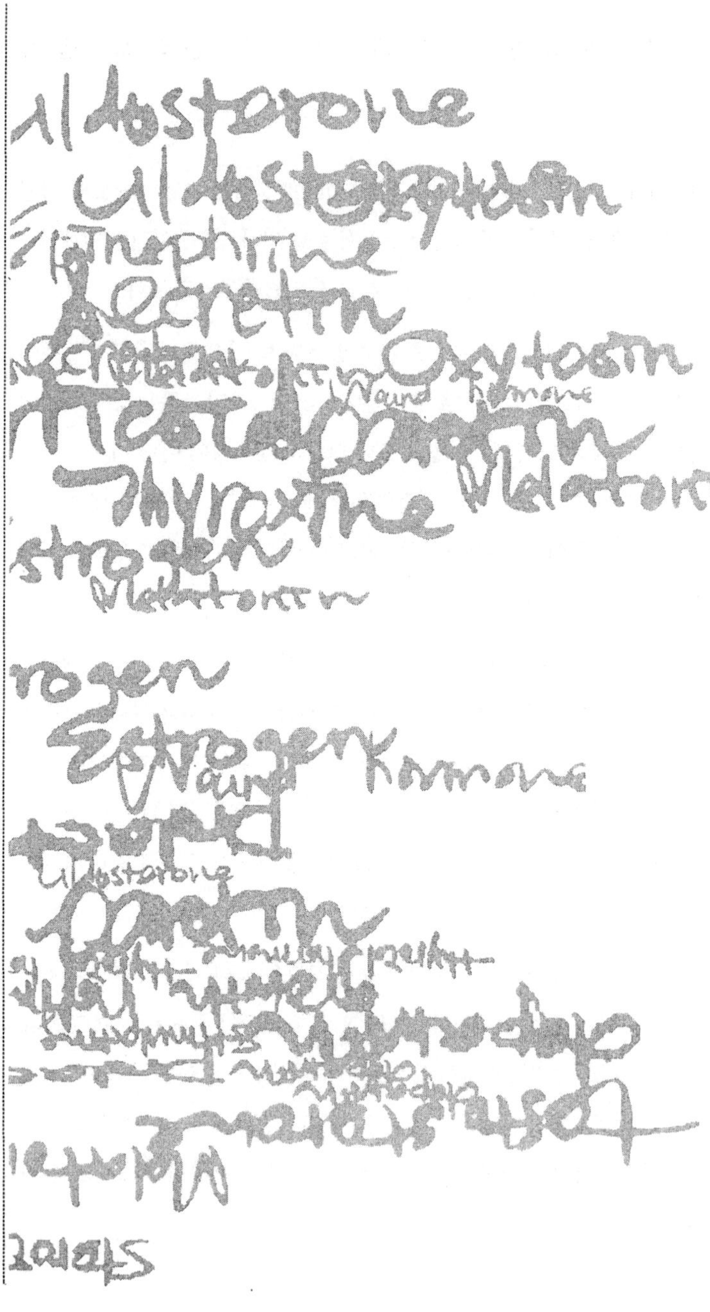

Aldosterone
Aldosterone
Epinephrine
Secretin
Secretin Wound hormone Oxytocin
Insulin
Thyroxine Melatonin
Estrogen
Melatonin

rogen
Estrogen hormone
Wound

Aldosterone
Insulin

Martin

20/05

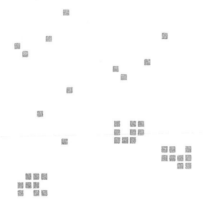

제3장

인간답게 만들어 주는 뇌내 호르몬

1 | 사랑과 질투를 만들어 내는 신경 전달 물질

'사람은 호르몬의 힘으로 사랑하고, 호르몬의 힘으로 정신력을 발휘하고, 호르몬의 힘으로 성공을 손에 넣는다.'

이렇게 말하면 모두 놀랄 것이다. 그러나 최근의 연구에서는 인간다운 감정이나 마음의 움직임조차 호르몬이라는 열쇠로 해명하려하고 있다. 우리의 정신을 만드는 것이 호르몬이라는 물질이다. 정확하게 말하면, 신경 전달 물질이라는 뇌의 호르몬 작용이 우리의 정신을 지배하는 것이다. 그러니 그 구조의 윤곽을 알면 더욱더 우리자신의 가능성을 발견할 수 있을 터이다.

멋진 사람을 만나 사랑에 빠져 더없이 행복해 하고 있던 어느 날 갑자기 실연을 당해 슬픔에 잠긴다, 지고 싶지 않은 친구에게 선수를 빼앗겨 화가 치민다, ……. 이처럼 우리의 기분은 시시각각 변한다.

인간은 대체 몇 종류나 되는 감정을 가지고 있는 것일까? 사전을 조사해 보니 사랑, 기쁨, 분노, 슬픔, 즐거움, 우울, 유쾌 등 무려 100여 가지에 가까운 단어가 있다. 그럼 이렇게 복잡 미묘한 감정은 어디에서 만들어질까? 그 답은 '뇌내 신경에서 방출되는 신경 전달 물질이라는 호르몬'이다.

사람의 감정, 이른바 정동이 생기는 무대는 뇌이다. 뇌의 신경은 뉴런이라는 세포가 연결되어 형성된다. 뉴런은 다른 뉴런에게 재빨리 정보를 전달하는데 정보를 싣는 것이 신경 전달 물질이라는 화학 물질이며, 이를 줄여서 '뇌내 물질'이라고 부른다. 뇌내 물질은 영상이나 음성 같은 정보를 싣는 전파에 해당하는 것으로, 뇌의 호르몬이다.

뇌에는 몇 가지 신경 계통이 있어 무엇을 전달하는가에 따라 A계, B계, C계로 나뉜다. 그중 각성형인 A계 신경과 억제형인 B계 신경이 특히 중요하다. A계 신경에서는 도파민이나 노르아드레날린 등의 신경 전달 물질이 방출되며, 이것들은 모두 감각이나 감정의 작용을 각성시키고 활발하게 하는 호르몬이다. B계 신경에서는 세로토닌 등의 신경 전달 물질이 방출되며, 이것은 각성형인 A계 신경의 활동을 억제하여 감정을 안정시킨다.

이 신경 전달 물질들이 특정한 수용체에 확실하게 포착되었을 때 우리의 감정, 즉 마음이 생겨난다는 것이 이미 과학적으로 규명되었다.

뇌의 A계 신경과 B계 신경

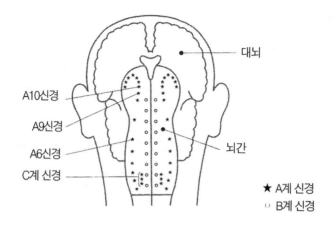

신경 전달의 구조

뇌 안에는 1천 수백 억 개의 신경 세포와 약 3천 조 개가 넘는 시냅스가 있으며, 이 시냅스에서 정보를 보내고 받는 일이 이루어진다. 정보를 운반하는 메신저 역할을 하는 것이 신경 전달 물질이며, 신경 전달 물질은 최종적으로는 수용체(리셉터)라고 불리는 정보의 입구에서 목적하는 세포에 결합하여 정보를 전달한다.

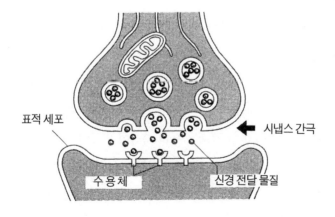

2 | 신의 선물 도파민

그렇다면 사랑의 감정은 어떻게 생겨나는 것일까?

눈앞에 마음을 사로잡은 사람이 나타났다고 하자. 그러면 그 자극이 뇌의 A계 신경에 전달된다. 뉴런의 돌기인 시냅스가 즉각 활발하게 활동한 결과, 기쁨의 호르몬인 도파민이 대량 분비되고 그에 답하는 수용체에 포착되어 온몸에 쾌감이 전해지는 것이다. 만일 도파민이 전혀 분비되지 않는다면 우리의 마음에 애정이라는 것이 애초에 생겨나지 않게 된다.

반대로 슬픈 일이 있으면 어떻게 될까? 이번에는 억제형인 B계 신경에서 방출되는 세로토닌의 지배를 받아 불행의 감정에 휩싸이는 것이다.

또한 뇌의 신경에는 A계의 일부라고 할 수 있는 C계 신경과 가바 (GABA, 감마아미노부티르산. 억제성 신경 전달 물질로 신경이 너무 흥분될 때 가라앉히는 역할을 한다 : 옮긴이) 신경이라는 계통도 있어 각각 활동을 하고 있다.

어쨌든 앞에서 설명한 이유로 도파민을 '사랑과 창조의 호르몬'이라고 부를 수 있다. 좋아하는 사람과 사랑을 하고, 멋진 감동과 쾌감을 느끼고, 지적인 희열에 잠기는 것은 모두 도파민 덕분이다. 도파민은 이 지구상에서 유일하게 인간의 뇌에만 특별히 주어진 신의 선물이다. 그러나 그 정체는 우리 자신이 만들어 내는 강력한 각성제인 것이다. 뇌 안에서 각성제가 만들어지다니 당치도 않은 일이라고 생각할지 모르지만, 뇌는 마약까지 만드는 거대한 화학 공장이다.

간단히 말하자면, 아미노산을 분해한 것을 원료로 강렬한 화학 물질이 우리의 뇌 안에서 합성되고 있는 것이다. 그런 물질의 화학식은 코카인이나 LSD 같은 마약이나 각성제와 똑같으면서도 효력은 약품의 10배 이상이나 된다.

3 | 천사와 악마, 두 얼굴을 가진 호르몬

뇌에서 합성되는 화학 물질 가운데 대표적인 것이 도파민이다. 도파민의 작용은 '감동의 샘'이라고 해도 과언이 아니다.

길을 걷다가 모퉁이를 돌아섰는데 아름다운 꽃이 눈에 들어온 순간, 기쁨이 당신을 사로잡았다고 하자. 그러면 각성과 쾌감을 전하는 A계 신경, 특히 그 속의 A10이라는 곳에서 도파민이 대량 분비되어 온몸이 기쁨과 행복감에 싸이고 머리는 아주 맑아진다. 감성이 깨끗해지고 모든 것이 한없이 즐겁다. 상쾌한 바람과 나무들의 술렁거림, 반짝이는 별에 감동하고 사랑하는 사람과 함께 있으면 시간 가는 줄 몰랐던 감동적인 기억을 떠올려 보자. 그런 때에는 뇌에 도파민이 넘쳐 창조성이나 영감, 지적 쾌락이나 적극성이 싹튼다.

미국의 심리학자 매슬로는 '절정 체험'이라는 말을 자주 사용했다. 즉 위의 예에서처럼 말로는 표현할 수 없는 대단한 감동을 맛본 사람은 그후 변화하여 성공에의 길을 걷기 시작한다는 것이다. 강렬한 감동은 인간의 의식을 완전히 새로운 단계로 끌어올리는 혁명적인 작용을 가져오는데, 이것이야말로 도파민의 법칙이라고 할 수 있다.

피카소나 괴테, 모차르트, 에디슨 같은 예술가나 천재를 탄생시킨 것 또한 도파민의 힘이다. 그들이 남긴 에피소드에는 그러한 뜻밖의 감동 체험이 곳곳에 아로새겨져 있다. 그리고 인류를 이만큼 진화시켜 온 원동력이 바로 도파민이다. 이처럼 도파민은 인간이 인간답게 사는 데 불가결한 호르몬이다.

스트레스투성이인 현대 생활에서는 자칫 마음이 어두워지기 십상이다. 그러나 눈을 들고 귀를 기울이며 마음을 열기만 하면 반드시 크나큰 감동이 당신을 재충전시켜 줄 것이다. 이토록 굉장한 일을 해내는 도파민이지만 문제도 있다.

도파민이 과잉 분비될 경우, 그것에 제동을 걸어 주는 억제 작용이 없는 것이다. 다시 말해 일단 분비되기 시작하면 멈추지 않는 것이 도파민의 특성이다. 그리고 과잉 분비가 계속되면, 정신의 균형이 무너지고 환각과 망상 때문에 꿈과 현실을 구분하지 못해 정신 분열 증상이 나타나기에 이르는 수가 있다. 그래서 마지막에는 천재적인 창조, 아니면 자기 파괴에 도달하게 된다.

'천재와 광기는 종이 한 장 차이'가 되는셈이다. 그야말로 천사와 악마의 두 얼굴을 가진 강렬한 호르몬이 우리 몸 속에 존재하고 있는 것이다.

4 | 생명력의 근원 노르아드레날린

영화나 연극에서 흔히 볼 수 있는, 마주 선 두 사람의 온몸에서 강렬한 살기가 넘쳐흐르는 결투 장면을 상상해 보자. 그 살기를 만드는 것이 노르아드레날린이다. 화난 사람이 분노를 터뜨리거나 독기를 뿜는 것 역시 노르아드레날린의 작용이다. 이렇게 화를 내고 있는 사람을 오래 대하고 있다 보면 상대방까지 머리가 어찔어찔해진다.

이 노르아드레날린은 도파민으로 만들어지는 형제와 같은 호르몬이며 A계 신경에서, 특히 A6이라는 곳에서 방출된다. 그러나 그 성분은 도파민 이상으로 강렬하여 독성만 비교해 보면, 자연계에서는 복어의 독과 뱀의 독 다음으로 강력하다. 노르아드레날린은 뇌내 물질 중 가장 막강한 각성 작용을 지니고 있다.

사람의 체내에서 그토록 강한 독이 만들어지는 것이 이상하게 생각되겠지만, 격렬하게 화를 낸 나머지 두통이 일어나거나 전신이 떨리거나 심하면 기절을 하는 원인이 된다고 하면 이해가 갈 것이다. 그렇지만 노르아드레날린의 평소 분비량은 적당한 양이어서 우리가 매일매일을 살아가는 데 활력을 주고 있다. 이를테면 하루 24시간의 리듬을 만들어 주는 지휘자와 같은 일을 한다. 우리는 노르아드레날린의 분비가 시작되는 아침에 눈을 뜨고, 노르아드레날린이 왕성하게 분비되는 낮에 열심히 일을 하며, 노르아드레날린의 분비가 감소하는 밤에는 평온하게 잠드는 것이다. 우리의 심신을 활성화하고 각성 작용을 하면서 수면과 심신의 기운을 관장하는 '생명 리듬의 근원', 그것이 바로 노르아드레날린이다.

그런데 이 호르몬은 필요할 때는 전투 호르몬으로 변신한다. 적이 눈앞에 나타난 순간 A신경이 흥분을 전해 주어, 특히 뇌 안에서 가장 큰 A6신경 등에서 갑자기 노르아드레날린이 많이 방출되는 것이다.

또한 노르아드레날린은 강력한 지배력을 가지고 있는 데다가 온몸에 둘러쳐진 교감신경계나 부신수질에서 대량 분비되는 특성이 있어 순식간에 온몸의 기능을 지배해 버린다. 이렇게 하여 전신의 전투 준비 태세가 갖추어진다. 완전히 각성 상태가 된 심신은 눈앞의 적과 맞서기 위해 모든 감각을 깨운다.

인간이 살아가려면 때로는 투쟁도 필요하다. 분노의 에너지로 온몸을 분발케 하고 용기를 만들어 주는 호르몬이 곧 노르아드레날린이다. 이것을 잘 활용하면 우리는 이겨 내지 못할 것이 없다. 자신감과 용기의 원천이라고 할 수 있다.

5 | 성공을 안겨 주는 아드레날린

'불이야!' 하고 외치는 소리를 듣고 밖으로 피신해 정신을 차리고 보니 얼결에 장롱을 짊어지고 있었다거나 높은 곳에서 떨어지는 아이를 어머니가 받아서 살렸다는 이야기를 가끔 듣는다.

어떻게 이런 일들이 가능한 것일까? 그런 엄청난 힘을 발휘하는 순간에는 몸 안에서 강력한 각성 작용을 하는 아드레날린이 방출되고 있는 것이다.

아드레날린은 노르아드레날린으로 만들어진다. 이 두 호르몬은 쌍둥이 같은 관계여서 비슷한 작용을 갖고 있다. 아드레날린은 '무섭다' '위험하다' 라고 생각할 때 조건 반사적으로 분비된다. 즉 위험하다는 신호를 온몸에 전해서 순식간에 방어 태세를 취하는 강력한 힘을 불러일으키는 호르몬이다. 아드레날린의 장점은 순발력이 있다는 것이고, 단점은 지속성이 없다는 것이다. 아드레날린은 맹독성이어서 일단 유사시에는 분발하게 해주지만, 지속성이 약해 긴장한 순간 분비되다가 몇 분 안 가 신진대사로 사라져 버리고 만다.

그러나 이 특성을 잘 이해하고 있으면 틀림없이 행운을 얻을 수가 있다. 천부적인 자질로 그런 아드레날린을 내 것으로 만들어 성공을 거둔 사람들이 있다. 예를 들어 세상을 떠들썩하게 한 미국의 천재 골퍼 타이거 우즈나 일본 프로 야구의 이치로 선수 등이 그렇다. 이치로 선수가 홈런으로 제 몫을 단단히 하는 것은 팬들이 잔뜩 기대하고 있을 때 타이밍을 잘 맞추고 있는 까닭인데, 아드레날린의 법칙을 활용한 좋은 예이다.

6 | 폭력과 범죄에는 아드레날린 과잉이 도사리고 있다

골프는 정신적 요소가 강한 스포츠이다. 그 이유는 중요한 한 타를 자칫 실수함으로써 승패가 갈리기 때문이다. 아드레날린이 지나치게 분비되어 공을 너무 멀리 날리거나 공을 치기도 전에 매우 긴장하여 아드레날린 분비의 절정이 지나 정작 공을 쳐야 하는 순간에는 집중력이 떨어지고 힘이 빠져 비거리가 나오지 않는 경우가 있다. 내가 좋아하는 명골퍼 톰 왓슨 같은 사람은 컨디션이 좋을 때는 1~2클럽 내려서 친다고 한다. 이 역시 아드레날린을 내 것으로 만드는 훌륭한 예이다.

대부분의 사람은 그것이 생각처럼 되지 않는다. 많은 사람 앞에서 의견을 제시할 때나 연애할 때 긴장한 나머지 가슴이 두근거리고 목소리가 높아지거나 어처구니없는 실수를 저지른다. 하지만 그런 순간이야말로 자기가 가진 능력을 마음껏 펼쳐 보이고 싶은 법이다. 그럼 어떻게 하면 좋을까?

답은 간단하다. 몇 분 동안만이라도 심호흡을 하거나 가벼운 스트레칭을 하면서 시간을 끄는 것이다. 그러는 사이 몸 안의 아드레날린이 저절로 소멸되기 때문이다. 하지만 '어쩌지. 가슴이 두근거리고 너무 떨려'라고 생각하면, 아드레날린이 잇달아 생산되고 몰려날 시기를 놓쳐 온몸에 영향을 미친다.

아드레날린을 활용하는 최선의 방법은 우선 자기 자신의 아드레날린 경향을 파악하여 연속적으로 분비되지 않도록 하는 것이다. 그러기 위해서는 자기에게 순발력이 있는가 없는가, 쉽게 흥분하는가

아닌가 하는 것들을 점검해 보아야 한다. 자세한 것은 제5장의 체크
리스트를 활용해 보자.

더욱이 아드레날린은 뇌만이 아니고 부신의 수질이라는 부분에서
도 분비되며, 스트레스에 대항하는 중요한 작용을 한다. 그 때문에
과중한 스트레스가 오래도록 계속되고 있는 경우에는 아드레날린이
많아진다. 여느 때 아드레날린이 과도하게 분비되면 공격적이 된다.
최근 점점 과격해지고 있는 학교 폭력이나 흉악해지는 청소년 범죄
의 저변에는 비정상적이 된 아드레날린의 영향이 있을 것으로 생각
된다.

7 | 단잠으로 이끌어 주는 세로토닌

잠을 푹 자고 난 뒤 아침에 맛보는 상쾌한 기분은 행복을 실감케 한다. 인간에게는 아무리 괴로운 일이 있어도 수면을 취함으로써 심신의 휴식을 얻을 수 있다는 혜택이 있다. 수면은 재생을 위한 막강한 에너지를 주는 것이다.

그런 단잠을 가져다 주는 것이 세로토닌이라는 호르몬인데, 세로토닌은 아플 때는 통증을 차단하고 출혈이 있을 때는 지혈을 하기도 한다. 그야말로 '치유의 근원'이라고 할 수 있는 호르몬이다.

지금까지 설명해 온 노르아드레날린과 아드레날린은 모두 각성형, 즉 활성 타입 뇌내 호르몬이고 A계 신경에서 분비된다. 그러나 모든 뇌내 호르몬이 원기를 주는 각성형이라면 뇌도 몸도 휴식을 취할 수가 없어 결국에는 심신이 피폐해질 위험이 있다. 그래서 A계의 활동을 억제하여 휴식을 주기 위한 호르몬이 준비되어 있다. 실로 신의 오묘한 섭리라고 할 만하다. 이 세로토닌은 억제 작용을 하는 호르몬 중 하나로서, A계 신경의 활동을 억제하는 B계 신경에서 방출된다.

특히 밤이 되면 노르아드레날린의 활동이 저하된다고 말했는데, 그렇게 되면 이번에는 세로토닌의 활동이 활발해진다. 세로토닌은 도파민이나 아드레날린 등 각성형 호르몬을 억제함으로써 평온한 마음, 침착한 기분이 되도록 작용한다. 그런데 놀랍게도 세로토닌은 어두워지면 저절로 활동을 멈추고 멜라토닌에게 하던 일을 인계한다. 세로토닌과 마찬가지로 뇌내 호르몬인 멜라토닌이 우리를 기분 좋은 잠으로 유혹한다. 이런 작용 때문에 주로 항공기 조종사들이 시차 장애를 극복하기 위해 복용하던 것이 지금은 일반인에게 시판되고 있다. 또한 최근 멜라토닌에 노화를 지연시키고 면역력을 높이는 작용이 있다는 사실이 밝혀져 화제를 모으기도 했다.

세로토닌은 매우 오래전에 발견된 뇌내 물질이지만, 시간이 흐를수록 그 역할이 차례차례 밝혀지고 있는 재미있는 호르몬이다. 제2장에서 이야기했듯 우울증이 세로토닌의 저하로 인해 생긴다는 연구 발표가 뒤를 잇고 있으며, 미국 등에서는 우울증 치료약의 개발이 진전을 보고 있고 일본에서는 새로운 약이 판매되고 있다.

그런데 얼마 전에는 동일한 물질이 장에도 있다는 사실이 밝혀졌다. 소화관 호르몬으로서 작용하는 한편 뇌와 연대 작용을 훌륭하게 해내고 있으며, 종합적으로 체내 독소를 배출하는 역할을 하고 있는 것으로 여겨진다.

8 | 스트레스를 이겨 내는 베타엔도르핀의 법칙

우리는 실연의 아픔이나 이별의 슬픔, 고통스러운 질병 등 모든 힘겹고 괴로운 것들을 극복하면서 살아가고 있다. 그리고 그런 것들을 하나씩 이겨 낼 때마다 강해져 간다. 이 같은 불굴의 심신을 가질 수 있는 것은 20여 종이나 되는 마약과 같은 성질을 지닌 뇌내 물질 덕분이다.

그 가운데 가장 강력한 진통 작용을 하는 것이 베타엔도르핀이다. 엔도르핀이란 인체에서 스스로 만들어 내는 '내인성 모르핀'이라는 의미로, 효과는 약품 모르핀의 10배나 된다. 사실 오랫동안 약품 모르핀이 경이적인 진통 작용을 하는 이유가 명확하게 밝혀지지 않고 있었다. 그러나 최근 뇌 안에서 모르핀을 받아들이는 수용체가 발견되고, 더 나아가 뇌내 물질인 베타엔도르핀의 존재가 밝혀진 것이다.

당신이 실연과 같은 슬픈 일을 경험했다고 가정해 보자. 슬픔이 크면 클수록 마음은 씻을 수 없는 상처를 입고 당신의 뇌 안에서는 억제 신경이 활발하게 작용해 힘을 솟게 하는 신경은 위축되어 버린다. 이 상태가 지속되면 마음은 침울해져서 깊은 슬픔에 빠져 마침내 우울 상태가 된다. 그럴 때 뇌하수체에서 만들어지는 베타엔도르핀이 억제 신경의 활동을 저해하고 힘을 솟게 하는 A신경을 되살린다. 그렇게 되면 멈추어 있던 원기의 근원인 도파민의 분비가 다시 시작되어 심신의 활력을 찾게 된다. 게다가 베타엔도르핀 자체가 쾌감 호르몬으로 작용한다는 사실을 알게 되었다.

애틀랜타올림픽 여자 마라톤의 동메달리스트인 아리모리 유코를 생각해 보자. 그녀가 42.195킬로미터라는 거리를 주파하는 데에는 강인한 체력과 정신력이 요구되었을 것이다. 도중에 몹시 고통스러워하며 달리는 모습을 보고 걱정했는데, 이윽고 자기 페이스를 되찾아 자랑스러운 메달을 획득한 순간 그녀의 표정은 정말 멋있었다. 그녀가 골인 지점에서 보인 아름다운 미소에 많은 사람이 감동했을 것이다.

그리고 그녀가 매일의 연습을 통해 쌓아 올린 베타엔도르핀 법칙은 매우 놀랍다. 베타엔도르핀의 법칙이란, 호르몬에는 습관성이 있다는 점을 이용한 것으로 인간을 단련하는 데 효과를 기대할 만한 법칙이다. 간단하게 설명해 스트레스를 받으면 곧 베타엔도르핀이 분비되도록 습관을 붙이는 것이다.

스트레스를 받으면 베타엔드로핀이 분비되는 공식이 한번 만들어지고 나면 다음부터는 공식에 따라 저절로 분비되며 첫 번째보다는 두 번째가, 두 번째보다는 세 번째가 하는 식으로 횟수를 거듭할수록 분비 리듬이 빨라진다. 이렇게 해서 육체적 스트레스를 이겨 내는 체질을 만드는 것이다. 물론 정신적 스트레스에 대해서도 똑같은 공식을 적용할 수 있다. 온갖 어려움을 극복해 내는 강인한 생활력 역시 베타엔도르핀이 완성한 인격이다.

9 | 발레리나 체형을 완성하는 베타엔도르핀

머리끝에서 발끝까지 긴장된 연기로 사람들을 매혹하는 프리마돈나를 보자. 발레리나에게는 마르고 늘씬한 체격이야말로 생명이다. 가슴과 엉덩이가 크면 오히려 방해가 된다.

발레리나의 체형을 만들어 주는 것이 바로 베타엔도르핀이라는 호르몬이다. 운동에 의한 에너지 소화는 당연하고 매일 혹독한 훈련을 계속하면 베타엔도르핀은 내 것이 되는 것이다. 발레리나는 운동선수와 마찬가지로 베타엔도르핀의 습관성을 발휘하여 이 호르몬을 보통 사람 이상으로 분비한다. 말하자면 착실하게 훈련하면 할수록 베타엔도르핀 체질이 만들어진다.

그리고 뇌중추에 작용하여 황체 형성 호르몬 방출 호르몬(LHRH)을 억제하는 또 하나의 작용이 생겨난다. 쉽게 말해 성호르몬을 억제하는 것이다. 이 때문에 여성은 생리가 늦게 시작되고 가슴과 엉덩이가 지나치게 커지는 일이 없으며, 남성은 불필요한 털이 나지 않고 중성적인 체격이 갖추어진다. 또 LHRH는 정신과도 관련이 있어 무언가에 몰두하는 즐거움을 실감하고 있을 때는 몸이 긴장한다는 사실이 확인되었다.

지금까지 우리의 뇌 안에서 상황에 대응하여 조건 반사처럼 분비되는 뇌내 물질, 즉 신경 전달 물질이라는 호르몬의 주된 작용에 대해 살펴보았다. 인간의 정신은 호르몬에 의해 좌우된다는 사실을 이해했을 것이다.

그런데 호르몬은 사람에 따라 분비되는 방법과 양이 다르며 그로 인해 저마다 성격과 기질, 개성, 창의력에 차이가 생긴다. 같은 오케스트라라고 해도 베를린 필하모니와 빈 필하모니의 연주가 다른 것과 동일한 이치이다. 이를테면 당신을 당신이게 하는 정체성의 밑바탕에는 호르몬의 이런 시스템이 마련되어 있는 것이다.

인 간 답 게 만 들 어 주 는 뇌 내 호 르 몬

1. 뇌에서는 20여 종의 신경 전달 물질(뇌내 물질 혹은 뇌내 호르몬)이 상황에 따라 조건 반사처럼 분비된다. 감정이 생기는 무대는 뇌이며 이런 마음의 움직임을 만들어 내는 것이 뇌내 호르몬인데, 이것이 특정 수용체에 포착되었을 때 감정이 생겨난다는 것은 과학적으로 규명되었다. 그리고 저마다 얼굴이 다르듯 호르몬이 분비되는 방법과 양이 달라 서로 다른 성격과 기질, 개성을 갖게 된다.

2. 인간이 사랑을 하고 감동을 느끼고 지적인 희열을 맛볼 수 있는 것은 도파민 덕분이나, 도파민은 마약과 동일한 화학식을 가진 각성제이어서 과잉 분비가 되면 환각과 망상을 일으키는 정신 분열 증상을 보인다.

3. 노르아드레날린은 아침에 분비가 시작되어 열심히 일하는 낮에는 왕성하게 분비되며 휴식을 취하는 밤에는 분비가 감소하는 '생명 리듬의 근원'으로, 도파민과 반대로 흥분하거나 화날 때 대량으로 분비된다. 노르아드레날린과 쌍둥이 형제인 아드레날린은 무서움이나 위험을 느끼는 순간 뇌와 부신수질에서 분비되는데, 맹독성이며 유사시에 분발하게 해주지만 지속성이 약해 곧 사라진다.

4. 세로토닌은 침착한 마음을 갖도록 작용하는 억제형 호르몬으로, 통증을 차단하고 출혈시에는 지혈을 하는 '치유의 근원'이다.

5. 베타엔도르핀은 강력한 진통 작용을 하는 뇌내 호르몬으로, 침울하거나 슬픔에 빠져 있을 때 억제 신경의 활동을 저해하여 멈추어 있던 도파민의 분비가 시작되도록 한다. 호르몬에는 습관성이 있다는 점을 이용하여 스트레스를 받을 때 베타엔도르핀이 분비되도록 하면 이를 극복하는 데 커다란 도움이 된다.

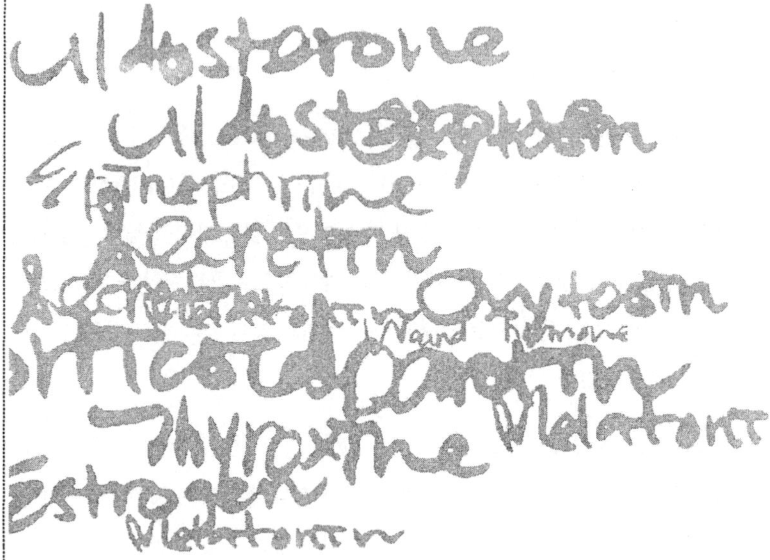

Aldosterone
Aldosteronism
Epinephrine
Secretin
Secretin Oxytocin
Parathormone
Thyroxine Melatonin
Estrogen
Melatonin

시상하부는 편곡자, 뇌하수체는 지휘자
시상하부에서 분비되는 호르몬
호르몬 분비의 지휘자 뇌하수체
남녀의 성호르몬은 뇌하수체 전엽에서 분비를 명령
수분의 균형은 뇌하수체 후엽이 지킨다
면역력을 높이는 부신피질 호르몬
스트레스를 물리치는 부신수질 호르몬
젊음을 지키는 갑상선 호르몬
'전쟁병'이라는 이름의 갑상선 호르몬 이상
튼튼한 뼈를 만드는 부갑상선 호르몬
남성이 되기 위한 호르몬 샤워

제4장

생 명 의   오 케 스 트 라   호 르 몬

1 | 시상하부는 편곡자, 뇌하수체는 지휘자

감정을 지배하고 있는 뇌내 호르몬, 즉 신경 전달 물질에 관한 이야기는 이쯤 해두고 이번에는 우리의 몸을 만들고 있는 내분비 호르몬의 이야기로 옮겨 가자.

내분비 호르몬은 신체 각 부분에서 분비되는데, 중요한 것만 꼽아도 약 80종류가 있다. 우리의 성장, 질병에 대한 방어와 회복, 성 등은 이 호르몬들의 작용에 의해 지배된다. 이 호르몬의 대부분은 뇌에 있는 시상하부라는 부분의 명령에 따라 분비된다. 더 정확하게 말하면, 내분비 호르몬은 다음과 같은 과정을 거쳐 분비된다.

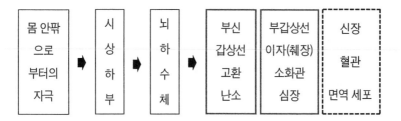

자극을 받은 다음 시상하부에서 뇌하수체로 명령이 보내지고, 그러고 나서 뇌하수체는 온몸의 호르몬 분비 기관에 그 명령을 전달한다. 그리고 신체 곳곳에 있는 분비 기관은 호르몬의 생산·분비를 재촉 받거나 억제한다.

이 같은 구조는 오케스트라의 연주에 비유할 수 있는데 음악을 만드는 작곡가의 역할을 하는 것은 유전자, 그것을 각 악기에 맞추어 최고의 형태로 편곡하는 것이 시상하부, 악보대로 연주를 이끄는 지휘자는 뇌하수체이다. 각 신체 기관은 바이올린이라든가 플루트 같은 다양한 악기를 연주하는 연주자인 셈이다.

편곡자(시상하부)의 악보는 호르몬에 의해 지휘자(뇌하수체)에게 넘겨지고 지휘자(뇌하수체)는 악보대로 지휘봉(호르몬)을 흔들어 각 기관에 호르몬의 활동을 명령한다. 이렇게 해서 생명의 하모니는 평생에 걸쳐 기나긴 시간 동안 조화로운 음악을 끊임없이 연주해 가는 것이다.

2 | 시상하부에서 분비되는 호르몬

첫 번째 단계, 즉 시상하부에서 뇌하수체로 보내는 호르몬에는 여러 가지가 있으나 여기에서는 특히 주목받고 있는 호르몬의 이름과 역할만 소개해 보겠다.

의욕을 불러일으키는 갑상선 자극 호르몬 방출 호르몬(TRH)

TRH는 갑상선을 자극하는 호르몬을 분비시키기 위한 호르몬으로, 온몸의 세포를 활성화하는 갑상선 호르몬이나 모유를 분비하게 하는 프롤락틴의 분비를 촉진한다. 더욱이 이 호르몬은 뇌의 측좌핵이라는 부분에 작용하여 노르아드레날린을 분비하게 하여 의욕을 불러일으킨다는 것이 밝혀졌다.

성을 지배하는 황체 형성 호르몬 방출 호르몬(LHRH)

LHRH는 약 28일 주기로 되어 있는 여성의 성주기를 지배하는 호르몬이다. 이 호르몬은 90분 간격으로 분비되어 뇌하수체로 가고, 거기에서 두 번째 단계로 여포 자극 호르몬(FSH)을 분비시킨다. 그것이 다시 난소에 전해지면 여포를 성숙시켜 배란·수정을 하게 한다.

스트레스에 맞서 머리를 좋게 하는 부신피질 자극 호르몬 방출 호르몬(CRH)

CRH는 앞에서 말한 바와 같이 근래에 여러 가지 작용이 해명된 화제의 호르몬이다. 스트레스에 대항할 뿐만 아니라 수면과 식욕,

성 행동을 억제하거나 학습 능력을 높인다. 또 우울증과의 관계가 주목받고 있어 고령화 사회를 맞이하고 있는 현대에는 대단히 중요한 호르몬이라고 할 수 있다. 이 호르몬은 뇌하수체에 작용하여 두 번째 단계로서 부신피질 자극 호르몬(ACTH)의 분비를 촉진하는 호르몬을 분비시킨다. 그리고 최종적으로 코르티솔의 분비를 재촉하여 스트레스에 대항한다.

성장을 관장하는 성장 호르몬 억제 방출 인자(GRF, 소마토스타틴)
어린이의 성장을 담당하고 뼈와 근육을 만들기 위한 호르몬을 조절한다.

그 밖에 시상하부에서는 프롤락틴 방출 인자 등 매우 중요한 호르몬이 분비되고 있다. 이런 이유로 시상하부에 관한 연구는 인간의 건강과 노화 현상의 규명을 위해서 앞으로 더욱더 유익해질 것이다.

3 | 호르몬 분비의 지휘자 뇌하수체

이번에는 뇌하수체에서 분비되는 호르몬을 살펴보자.

뇌하수체는 이름 그대로 뇌에서 아래로 처져 있는 기관으로서, 온몸의 호르몬 분비선에 직접 지시하는 중대한 역할을 한다. 그래서 오케스트라의 지휘자에 비유된다. 뇌하수체는 전엽과 후엽으로 나뉘어 있고 각각 담당하는 일이 정해져 있는데, 전엽의 역할은 신체를 만들고 남녀의 성을 만드는 호르몬을 분비하는 일이다.

신장을 결정짓고 운동 능력을 만드는 성장 호르몬

지금은 키가 2미터가 넘는 농구 선수나 배구 선수가 드물지 않은 시대이다. 자녀를 운동 선수로 키우고 싶으니 신장이 좀 더 컸으면 좋겠다는 부모 외에 일반인 중에도 키가 10센티쯤 더 크면 좋겠다는 사람이 적잖다. 그리고 사춘기 전이라면 어느 정도 실현 가능성이 있는 소망이다. 왜냐하면 성장 호르몬은 성호르몬이 나오기 전까지는 분비되기 때문이다. 그러나 사춘기가 되어 남성답게 혹은 여성답게 만드는 성호르몬이 분비되기에 이르면 성장 호르몬의 작용이 억제되어 뼈가 자랄 만큼 방출되지 않는다. 즉 여기에서 그 사람의 신장이 결정되는 셈이다.

성호르몬에 의해 뼈의 성장에 관련되는 골단선(骨端線)이 폐쇄되면 신장은 대체로 정해지며, 그후 성장 호르몬은 뼈와 근육을 건강하게 유지하는 데 필요한 양만 분비되어 여러 가지 운동 능력을 지탱해 간다. 하지만 반대로 성호르몬의 분비가 늦어지면 계속 성장한다.

이 현상은 여성보다는 남성에게 흔히 보이는데, 자칫하면 도리어 후각이 없어지거나 색맹·색약이 되는 경우가 있다.

따라서 너무 조숙하면 키가 크지 않고, 반대로 어떤 원인에 의해 제2차 성징이 늦게 나타나면 키가 부쩍 큰다. 그러니 키가 더 크기를 원한다면 사춘기가 오기 전에 식사와 운동, 수면 등을 조절하여 성장 호르몬의 분비를 뒷받침해 주는 것이 좋다. 성장 호르몬은 사춘기 이후에는 나이를 먹을수록 작용이 저하해근육과 뼈가 쇠약해진다.

모성 본능을 위한 프롤락틴

다정하게 아기에게 젖을 먹이는 어머니, 미소를 띠고 갓난아기를 품에 안은 어머니. 누구의 눈에나 정겨워 보이는 아름다운 정경이다. 뇌하수체에서 분비되는 프롤락틴은 모유 생산을 촉진하고 모성 본능을 만드는 호르몬이라고 할 수 있다. 이 호르몬은 젖샘(유선)을 자극해서 가슴이 풍만해지게 하며 출산 뒤에는 모유가 나오게 하는 것이다. 또 황체 호르몬을 자극해서 여성 생리의 중심적인 작용을 지배한다.

갓 태어난 아기는 남녀를 막론하고 생후 2주일 가량까지 가슴 언저리가 부풀어 있고 그 속에는 우유와 같은 액체가 들어 있는데, 이 또한 프롤락틴의 작용이다. 이것은 어머니가 체내에 만든 항체를 가득 함유한 것으로, 모체로부터 저항력을 물려받아 유방 조직을 형성하는 작용을 해나간다.

또 이 프롤락틴은 스트레스 호르몬으로서 작용하여 면역력을 향상시킨다는 사실이 밝혀졌다.

4 | 남녀의성호르몬은 뇌하수체 전엽에서 분비를 명령

'28일 주기'라는 여성의 생리 리듬을 만들어 정확하게 배란하게 하는 것이 난소에서 분비되는 여포 호르몬이며, 이 여포 호르몬을 분비시키는 것 또한 뇌하수체의 역할이다.

뇌하수체는 여성의 경우 여포 자극 호르몬을 분비하도록 명령하며, 남성의 경우에는 고환, 즉 정소에 테스토스테론이라는 남성 호르몬을 분비하도록 명령한다. 이를테면 남성이 정자를 만들고 섹스를 할 수 있는 것은 뇌하수체 전엽 덕분이다. 또한 널리 알려진 갑상선이나 부신피질의 호르몬 역시 마찬가지로 뇌하수체 전엽으로부터 명령을 받아 분비된다.

그런데 재미있는 사실은 뇌하수체는 명령을 하는 것만이 아니라 결과를 체크하는 역할까지 하고 있다는 점이다. 각 부분의 작용이 원활하지 않으면 좀 더 분비하도록 촉진하며 과다하게 분비되면 제동을 건다. 이른바 피드백 기능을 발휘하여 우리의 건강을 지켜 주고 있는 셈이다.

5 | 수분의 균형은 뇌하수체 후엽이 지킨다

이번에는 뇌하수체 후엽에 관해 이야기해 보자.

뇌하수체 후엽은 새끼손가락의 손톱만 하지만 몇 가지 강력한 호르몬이 방출되고 있다.

화장실에 가는 횟수를 정하는 바소프레신

우리 몸의 약 70퍼센트는 수분이라는 것은 모든 이가 알고 있는 사실이다. 건강한 사람의 신장에서 세뇨관이라는 부분으로 흘러 들어가는 액체는 하루에 약 150리터나 되지만, 평균적인 소변의 양은 1~1.5리터이다. 즉 140분의 1 정도로 응축되는 것이다. 그 차이만큼의 수분을 체내에 흡수시키기 위해 활동하는 것이 바로 항이뇨 호르몬으로도 불리는 바소프레신이다.

물을 너무 많이 마시면 바소프레신의 작용이 약화되어 화장실에 자주 가게 되고, 땀을 많이 흘려 체내에 수분이 감소되면 이 호르몬의 활동이 왕성해져 이번에는 반대로 소변의 양이 적어진다.

더구나 체내의 수분은 혈압과 깊은 관계가 있기 때문에 이 호르몬은 혈압을 조절하는 중요한 작용을 아울러 하고 있는 셈이다.

그리고 바소프레신에는 부신피질 호르몬과 협력해서 기억력이나 학습 능력을 향상시키는 역할이 있다는 것을 근래에 알게 되었으며, 어린이의 학습 능력 향상을 비롯하여 알츠하이머에 대응하는 호르몬으로서 연구가 진행되고 있다. 그뿐 아니라 노화와 더불어 바소프레신이 증가하고 나트륨이 저하되어 치매에 걸린다는 사실이 밝혀져, 그를 위한 약제의 개발에 박차를 가하고 있다.

여성의 몸에서만 활동하는 옥시토신

옥시토신은 자궁을 수축시켜 분만을 촉진하는 호르몬으로, 출산 시 아기를 모체로부터 밀어내는 작용을 하고 모유가 나오도록 촉진한다.

6 | 면역력을 높이는 부신피질 호르몬

시상하부 → 뇌하수체 → 각 신체 기관의 단계를 거쳐 호르몬에 의해 운반되는 정보들 중 지금까지는 처음 2가지에 대해 설명해 왔다. 이번에는 세 번째 단계로 몸의 여기저기에 있는 분비선에서 나오는 호르몬의 작용에 대해 알아보자.

호르몬을 분비하는 각 신체 기관은 보통 2종류 이상의 호르몬을 만들어 내고 있는데, 어떤 호르몬을 생산할 것인가는 뇌하수체의 명령으로 결정된다.

우선 매우 중요한 호르몬의 하나인 부신피질 호르몬을 보면, 거기에도 몇 가지가 있다. 한마디로 말해 부신은 '면역의 요새'이다. 엄지손가락만 한 크기의 부신은 좌우 신장의 위에 위치해 있고 피질과 수질의 두 부분으로 나뉘며, 각각 서로 다른 호르몬을 분비한다. 부신에는 우리의 건강을 유지하는 데 매우 중요한 작용을 하는 강력한 호르몬이 많이 있다. 특히 부신피질은 심신의 스트레스에 대처해 가기 위해 호르몬을 생산하는 곳으로, 우리가 살아가는 데 없어서는 안 되는 기관이다. 그러므로 부신 질환인 애디슨병은 중증이 되면 사소한 스트레스에도 쇼크를 일으켜 생명을 위협하는 경우마저 있다.

부신피질 호르몬에 다음과 같은 것들이 있다.

생명을 유지하고 면역력을 높이는 코르티솔

코르티솔은 생명 유지에 대단히 중요한 호르몬으로, 면역력을 높여 주고 몸의 염증을 가라앉히는 소염 효과를 발휘한다. 또 탄수화

물이나 단백질의 신진대사에 관여하여 지방을 태우고 면역, 알레르기 반응을 억제하는 중요한 활동을 한다.

혈압의 감시자 알도스테론

알도스테론은 체내의 나트륨과 칼륨의 대사에 강력하게 작용하며 나아가 바소프레신과 협력하여 체내의 수분, 나트륨, 칼륨 등의 전해질을 조절한다. 혈압을 일정하게 유지하는 데 중요한 활동도 하고 있다.

성과 머리를 지배하는 부신 안드로겐

부신에서 분비되는 안드로겐(정소에서 분비되는 남성 호르몬의 총칭으로서의 안드로겐도 있다 : 옮긴이), 특히 디히드로에피안드로스테론(DHEA)이라는 물질은 부신 안에서 가장 많이 만들어지는 호르몬이다. DHEA는 앞에서 말했듯이 '젊음을 되찾는 특효약'이라 하여 화제가 되고 있는 호르몬이다. 이 호르몬은 혈액 속으로 운반되어 피부나 뇌에서 남성 호르몬(테스토스테론)이나 여성 호르몬(에스트로겐) 등으로 바뀐다. 또한 에스트로겐이나 부신 안드로겐은 뇌의 중추인 해마에 작용해 기억과 학습의 효과를 높인다는 사실이 증명되었다. 사춘기가 되면 분비량이 증가하고 나이를 먹으면 감소하는 것으로 보아 갱년기나 노인의 치매에 깊은 관련이 있을 것으로 짐작할 수 있다.

7 | 스트레스를 물리치는 부신수질 호르몬

다음에는 부신의 수질이라는 부분에 대해 살펴본다. 여기에서 분비되는 호르몬에는 아드레날린과 노르아드레날린이 있다. 즉 뇌내 물질과 같은 호르몬이 생겨나는 셈인데, 이 역시 뇌와 직결되어 작용한다.

아드레날린과 노르아드레날린은 스트레스를 물리치는 방어 기능을 해낸다. 구체적으로 말하면, 심장의 박동이 빨라지고 동맥이 확장되게 하여 심장과 근육에서의 산소 소비량을 증가시키는 것이다. 또 간에서 글리코겐이나 지방의 분해를 촉진하여 그 결과 혈압과 혈당을 상승시킴으로써 우리의 신체가 스트레스에 맞설 수 있는 태세를 갖추도록 해준다.

이상이 부신수질에서 분비되는 호르몬의 작용이다. 요컨대 부신은 전체가 매우 강력한 스트레스 방어 활동을 하고 있다.

8 | 젊음을 지키는 갑상선 호르몬

목의 결후 바로 아래에 있는 갑상선은 누구나 잘 알고 있는 기관이다. 우리의 몸은 음식물을 에너지로 연소시킴으로써 활동에 필요한 힘을 만들어 내고 있는데, 그런 에너지의 생산을 조종하고 있는 것이 갑상선 호르몬이다. 그러나 갑상선 호르몬이 지나치게 많이 분비되면 에너지가 넘쳐흘러 온몸의 기관을 능력 이상으로 활동하게 만들며, 반대로 지나치게 적게 분비되면 심신의 활력이 없어져 이 또한 심각한 결과를 낳는다.

갑상선 호르몬이 과잉 분비된 경우에는 바제도병(갑상선 기능 항진증이라고 부르며 여성에게 많다. 더위를 유난히 타고 식욕은 왕성하나 체중은 감소하며 특히 안구가 돌출한다 : 옮긴이)에, 과소 분비된 경우에는 점액수종(갑상선 기능 저하증. 추위에 민감해지고 피부가 건조해지며 특히 눈꺼풀과 다리가 붓는다 : 옮긴이) 등에 걸린다. 젊은 여성 20~30명 중 1명의 비율로 바제도병과 만성 갑상선염, 갑상선암 같은 갑상선 이상이 나타나는 경향이 있다. 이것은 남성의 5배에 해당하는 것으로, 그만큼 여성 호르몬과의 관계가 클 것으로 여겨진다.

갑상선에 관한 재미있는 이야기를 하나 소개해 보겠다. 어느 아메리칸 인디언 부족에서는 신혼 생활을 하는 새색시의 목 굵기를 재어 신부의 만족 정도를 확인하는 풍습이 있다고 한다. 기쁜 한편 낯선 일들을 겪어야 하는 신부의 기분이 한껏 고양되면 목이 굵어진다고 믿기 때문이다. 이것은 의학적으로도 충분히 수긍할 수 있는 이야기이다. 갑상선 호르몬은 감정에 반응하며 갑상선은 단시간에 쉽게 붓는다. 이 부족은 갑상선이 그런 성질을 가지고 있다는 것을 알고 있었던 모양이다.

최근 많은 여성이 동경하는 슈퍼모델들은 날씬하고 키가 크며 목역시 길고 가늘다. 만화나 일러스트에 그려진 여주인공의 목은 거의 선으로만 보일 정도이다. 하지만 오래전에 그려진 유럽 인상파의 그림이나 동양의 민속화 속 여성의 목은 통통하다. 그것이 미인의 조건이었던 것이다. 풍부한 감성을 가지고 밝게 웃으며 지적인 여성들은 모두 목이 굵은 듯하다. 갑상선의 작용이 활발하기 때문에 정감 있고 생명력 넘치는 성격으로 사람들을 매료시키는 것이다.

아무튼 한국인이나 일본인은 갑상선 호르몬의 원료가 되는 해조류를 많이 섭취하는 편이어서 바제도병에 주의해야 한다. 또 동맥경화나 고혈압, 나아가서는 약년성 알츠하이머 증상 또한 갑상선 호르몬의 과부족이 원인인 경우가 있다. 미심쩍은 사람은 반드시 검사해 보는 것이 좋다.

9 | '전쟁병'이라는 이름의 갑상선 호르몬 이상

제2차 세계대전 중 런던이 포화에 싸인 직후 런던 시민 가운데에는 바제도병 환자가 급증했다고 한다. 또 미국의 부시 전 대통령은 걸프전쟁을 계기로 바제도병에 걸렸고 부인과 기르는 개에게까지 파급되었다고 한다. 이 병은 공격에 대한 극도의 흥분과 긴장이 원인이 된다는 것이 밝혀져 '전쟁병'이라는 별명으로 불릴 정도이다. 역시 스트레스가 호르몬의 균형을 무너뜨린 결과 이런 증상이 나타나는 것이다.

더욱이 선천적으로 갑상선의 기능이 완전하지 못해 지능이 낮은 사람이 있다. 그런 사람에게 이 호르몬을 투여하면 눈이 반짝이고, 머리카락이 나며 얼굴에 탄력이 생기는 등의 변화가 뚜렷하게 일어난다. 이 방법은 치료법으로서 이미 확립되어 있다.

10 | 튼튼한 뼈를 만드는 부갑상선 호르몬

튼튼한 뼈를 만드는 데 공헌하는 호르몬이 또 하나 있는데, 바로 부갑상선 호르몬(PTH)이다. 부갑상선은 갑상선 안에 있는 쌀알 크기의 아주 작은 기관으로 4개가 있다. 거기에서 분비되는 PTH는 골다공증과 관련이 깊다는 것이 밝혀졌다. PTH가 칼슘을 운반하는 역할을 하여 신장에 칼슘을 재흡수하도록 촉진하기도 하고, 뼈에 작용해서 혈액 속 칼슘량을 상승시키는 중요한 활동을 하기 때문이다.

부갑상선을 활성화하기 위해서는 소화관에 작용해서 칼슘 흡수를 촉진하는 비타민 D를 칼슘과 함께 섭취하는 것이 가장 좋은 방법이다. 이는 골다공증을 방지하기 위한 힌트가 될 것이다.

11 | 남성이 되기 위한 호르몬 샤워

다음은 남자와 여자의 차이를 만드는 생식선 호르몬 차례이다. 이 성별의 차이는 매우 까다로운 문제인데, 먼저 어떻게 해서 남자와 여자로 나누어지는가를 3단계로 설명하겠다. 1단계는 염색체에 의한 성의 결정이다. 인간의 염색체 46개 중 2개가 XX와 XY로 불리며 XX는 여성이고, XY는 남성이라는 것은 알고 있을 터이다. 그런데 수정 직후의 생명체는 모두 모체의 태내에서 한결같이 여성이 되려는 경향이 있다.

2단계에서는 생식선이 형성되기 시작한다. 수정하고 나서 8주일 정도까지 태아는 남녀 두 성을 모두 갖추고 있어 남성 생식선의 원형인 볼프관과 여성 생식선의 원형인 뮐러관을 각각 한 쌍씩 가지고 있다. 10~12주째에는 남자 태아만이 정소에서 남성 호르몬인 테스토스테론을 마치 샤워처럼 방출한다. 이것이 최근에 알려진 '호르몬 샤워'이며, 이 호르몬 샤워의 결과 볼프관에서는 부고환, 정낭 등이 만들어진다.

그런데 이 샤워가 부족하면 남성 성기에 이상이 나타나는 등 손상이 생긴다. 한편 여자 태아는 테스토스테론이 분비되지 않기 때문에 남성 생식선의 원형인 볼프관은 퇴화하고 뮐러관이 발달하여 난관과 자궁 등이 만들어진다.

그리고 마침내 최종 단계에 들어가 각각의 외성기가 완성된다. 남성은 18주 가량이 되면 외성기의 형태가 잡힌다. 고환(정소)은 복강 안에 생겼다가 태아의 성장에 따라 7개월째에 접어들 무렵 아래로

내려가고, 마침내 음낭 안에 자리를 잡으면서 완성된다. 이에 비해
여성의 성기는 3개월에 대부분 완성된다. 원래 생식선은 여성이 되
려는 성질을 갖고 있으므로 순조롭게 형성된다.

12 l 여성은 남성보다 강한가?

지금까지의 설명으로 남성과 여성이 되기까지의 차이를 이해했을 것이다. 앞에서 여성은 XX라는 같은 성질의 염색체를 가지고 있고, 남성은 XY라는 다른 타입을 가지고 있다고 말했다. 그리고 임신 초기에는 모두가 여성이 되도록 만들어져 있다고도 했다.

더욱이 생식선을 형성할 시기가 되면 남성은 남자가 되기 위한 호르몬인 테스토스테론을 샤워처럼 충분히 뒤집어써야 한다. 그렇지 않으면 성기와 고환이 만들어지지 않는다. 말하자면 남성은 엄청난 노력을 해서 탄생하는 숙명을 지니고 있는 것이다. 이처럼 여성은 자연체로서, 남성은 노력의 결과로서 태어난다. 게다가 통제적으로 볼 때 남성은 평균 수명이 짧고 가혹한 상황을 극복하는 능력 또한 여성보다 부족하다. 이런 현상이 일어나는 까닭은 XX 염색체에 있다고 주장하는 학자가 있는데, 나 역시 유전자학적인 규명을 통해 스트레스를 받았을 때의 성별 차이를 연구한 결과, 우울증이 있는 남성은 여성화되어 있다는 사실을 알 수 있었다.

또 다음과 같은 흥미로운 연구 발표도 있다. 임신 초기에 유산 방지를 위해 황체 호르몬 대신 다른 여성 호르몬을 투여한 어머니에게서 태어난 여성에게 질암 발병률이 높고, 이런 여성들 가운데 동성연애를 지향하는 사람이 많다는 것이다. 이런 현상들이 사실이라면 인간의 뇌 분화에 태아기의 성호르몬이 관여하고 있음이 증명되는 셈이다. 남성의 경우 호르몬 샤워가 불충분하면 외성기 이상이 있는 것과 대조적이다.

13 | 뇌의 성은 태내 환경에서 만들어진다

요즘은 거리를 걷다 보면 얼굴 모습은 물론 말소리까지 남자인지 여자인지 구별하기 어려운 사람을 종종 만난다. 하나의 사회 현상으로 볼 수 있지만, 그 이면에는 호르몬과 밀접한 관계가 있다.

태아의 생식신을 만드는 단계에서 각 호르몬이 제대로 분비되지 못하면 뇌는 자신이 남자인지 여자인지 판단을 분명하게 하지 못해 '뇌의 성'이 모호해진다. 구체적으로는 성호르몬의 분비량이 정상적이 않거나 느닷없이 다른 성호르몬이 방출되는 일이 일어난다. 중증인 경우, 여성은 음핵이 비대해지거나 남성은 고환의 발달이 도중에서 멈추어 버리는 예가 점점 증가하고 있다.

그 밖에 불임이나 임포텐츠(성적 불능증) 등 성에 관한 문제로 고민하는 사람 역시 나날이 늘어나고 있다. 그리고 대부분 태내에 있을 때의 태내 호르몬의 혼란이 관련되어 있을 것으로 생각된다.

현대 사회의 병리에는 제각각 원인이 있지만 그런 현상을 방지하는 데에 어머니의 책임이 크다. 소중한 아들딸을 위해서라도 어머니는 심신의 건강이 무엇보다 소중하다는 사실을 깨닫고, 임신 기간 동안 스트레스는 금물이라는 철칙을 지켜야 한다.

14 | 남성을 만드는 테스토스테론

갓난아기가 태어나면 체내에서 주도권을 쥐는 것은 성장을 위한 호르몬이다. 그리고 사춘기가 되면 성장 호르몬의 활동이 감퇴하면서 그때까지 쑥쑥 크던 신장이 안정되고 남자 아이라면 남자다움을 만드는 남성 호르몬의 활동이 활발해지기 시작하며 제2차 성징이 나타난다. 수염이 나고, 변성이 되며, 근육이 붙어 성인 남성의 체격에 가까워지기 시작하는 것이다. 또 정복욕과 공격성 그리고 수학적인 두뇌가 서서히 눈을 뜬다. 뇌에서 오는 자극에 의해 고환(정소)이 남성 호르몬의 제조에 착수하기 때문이다.

사춘기의 고환에서는 콜레스테롤을 재료로 남성 호르몬의 주역인 테스토스테론이라는 호르몬과 정자가 만들어진다. 최근 미국에서는 '테스토스테론 패치' 라는 것이 처방되고 있는데, 이것은 남성 호르몬의 첩약과 같은 것으로 정력 회복에 탁월한 효과가 있다고 해서 화제를 모았다.

'남성의 갱년기' 라는 말이 근래에 와서는 정착된 것 같다. 여기에는 남성 호르몬의 감퇴기라는 뉘앙스가 내포되어 있다. 그러나 본래 테스토스테론의 능력은 급격히 저하하지 않는다. 대체로 65 ~ 70세 무렵까지는 이느 정도의 능력이 있는 것이 보통으로, 다만 개인차가 큰 것이 특징이다. 실제로 90세가 넘어서도 성생활을 즐기고 있는 사람이 간혹 있다.

정력이 조금 떨어졌다고 해서 당황하여 강장제를 먹는 것은 신중하게 고려해 볼 문제이다. 앞에서 말했듯이 강장제의 복용은 도리어 자신이 지닌 성 능력을 저하시키게 된다. 그런 것에 과민해져 약제에 의존하기보다는 뇌에 도파민이 분비될 수 있는 방법, 이른바 '플러스 사고'를 개척하여 남성을 구가하는 것이 중요하다.

더군다나 연령에 어울리지 않는 젊은 성생활은 전립선 비대나 암 따위의 질병을 초래할 위험이 있으니 주의해야 한다.

현대는 남성의 불임증이 증가하고 있는 추세인데 마침 정자를 생산하는 것에 관여하는 유전자가 발견되었다. 이것과 호르몬의 연계가 주목되고 있어 이에 대한 연구는 점점 흥미를 더해 가고 있다.

15 Ⅰ 여성을 만드는 에스트로겐

젊은 여성으로서 규칙적으로 생리를 하는 것은 건강하다는 증거이다. 생리 리듬을 만들고 임신과 출산을 위한 여성 특유의 몸을 만들며 그것을 지켜 주는 것이 여성 호르몬인 에스트로겐이다.

여성 호르몬은 그 밖에 혈액 속 콜레스테롤의 증가를 억제하거나 관상동맥의 경화를 방지한다. 또 뇌로 되돌아가서 도파민이나 베타 엔도르핀에 영향을 주는 등 무척 다양한 작용을 한다. 여성 호르몬인 에스트로겐의 주역은 에스트라디올과 프로게스테론이라는 2가지 호르몬이다. 이들 호르몬은 난소가 제대로 기능하고 있는 동안, 즉 생리를 매달 꼬박꼬박 하는 동안에는 서로 조정해 가면서 온몸에서 작용한다.

난소에서는 여포 자극 호르몬의 활동으로 여포라는 세포로부터 에스트라디올이 생선되며, 생리 주기의 전기(여포기)가 되면 이것이 뇌 하수체의 황체 형성 호르몬 방출 호르몬(LHRH)에 신호를 보내 배란을 유도한다. 수정되지 않은 성숙한 여포는 황체로 변한다. 그리고 또하나의 여성 호르몬인 프로게스테론이 분비되는데 이때 기초 체온이 올라간다. 이렇게 해서 여성이 규칙적으로 생리를 하게 되는 것이다.

한편 수정했을 때는 프로게스테론이 대활약을 한다. 수정체의 착상과 임신의 유지에 중요한 작용을 하는 것은 물론, 성욕 중추에 성욕을 억제하는 신호를 보낸다. 그리고 여성의 스트레스인 생리를 하기 전에 긴장을 하게 되는 것은 프로게스테론 수치의 저하에 의한 것으로 알려져 있다.

16 | 에스트로겐은 여성의 일생을 지배한다

에스트로겐은 이렇게 중요하고 강력한 여성 호르몬이지만, 평생에 걸쳐 불과 티스푼 하나에 담길 정도의 양이 분비된다. 이처럼 아주 적은 양으로 사춘기에 맞이하는 첫 생리로부터 50세를 전후한 폐경기까지 출산이라는 중요한 역할을 완수하도록 활동한다. 실로 대단히 솜씨 좋은 마술사라고 하지 않을 수 없다.

그러나 유감스럽게도 출산 능력이 없어지는 것과 동시에 이 호르몬은 더욱 감소한다. 단번에 20퍼센트 정도까지 감소하고 난 후 나이와 더불어 점점 적어지고 여성들은 갱년기라는 숙명을 짊어지게 된다. 그뿐만이 아니다. 에스트로겐의 감소는 보드라운 피부, 윤기 나는 머리카락, 건강한 근육과 뼈를 앗아 간다. 체력이나 사회 진출 여부와 관계가 있는지는 명확하게 밝혀지지 않았으나, 어쨌든 갱년기가 시작되는 연령에는 개인차가 크다.

그리고 조숙, 조혼 혹은 청소년 성매매 같은 사회 현상은 호르몬적으로 볼 때 좋지 않은 영향을 미칠 따름이다. 신체 기능, 예를 들어 성장 호르몬과의 균형이 제대로 잡히지 않은 시기에 성호르몬을 가동시키면 암에 걸리기 쉬운 체질이 될 수가 있다. 여성 호르몬은 여성의 강인함과 아름다움을 지키기 위한 호르몬이니만큼 일생 동안 소중히 활용해야 하는 것이다.

제5장의 호르몬 체크 리스트 가운데 갱년기에 관한 것이 있으니 각자 이용해 보자.

마지막으로 재미있는 이야기를 하나 하겠다. 남성의 테스토스테론과 여성의 에스트로겐은 전혀 상반되는 것처럼 여겨지지만, 사실 생성 과정을 보면 같은 부모를 가진 형제나 마찬가지의 관계이다. 디히드로에피안드로스테론(DHEA)을 원료로 해서 테스토스테론, 에스트로겐의 순서로 만들어지기 때문이다.

17 | 소화관은 호르몬의 보고이다

장, 췌장과 같은 소화관 또한 호르몬 분비를 담당하는 중요한 내분비선으로 갖가지 호르몬이 만들어지고 있다.

우리가 섭취한 음식은 위 안에서 잘 섞여 소화된 다음 십이지장으로 보내진다. 위벽에서는 단백질에 대해 가스트린이 분비되어 염산을 위액에 분비시키지만, 이 염산 때문에 십이지장 안은 산성이 되고 이 자극으로 인해 세크레틴이라는 호르몬이 분비된다. 그 결과 위액은 중화가 되는 것이다. 소화관에서는 이러한 미묘한 작용이 이루어지고 있다. 소화관에는 이 밖에도 많은 호르몬이 분비되고 있어 호르몬끼리 싸움을 벌이는 전쟁터처럼 보인다.

세크레틴은 역사상 처음으로 호르몬이라 정의된 물질로, 십이지장의 점막에서 분비되어 췌액(이자액)이나 쓸개즙(담즙), 펩신의 분비를 촉진한다. 또 쓸개를 수축시켜 쓸개즙을 분비시키거나 췌장에서 소화 효소를 분비시키는 콜레시스토키닌, 혈당의 양을 감소시키는 인슐린, 장관을 수축하여 대청소를 하는 모틸린이 있다. 배가 고플 때 소리가 나는 것은 이 모틸린의 작용 때문이다.

18 | 장과 뇌에서 동일한 호르몬을 분비

최근 소화관과 뇌 사이에 강력한 파이프 하나가 있다는 사실이 밝혀졌다. 뇌와 소화관 양쪽에 공통된 호르몬, 이를테면 앞에서 말한 세로토닌을 비롯하여 콜레시스토키닌, 혈관 활성 장 펩티드(VIP), 모틸린 등 뇌와 장에 공통되는 호르몬이 여럿 발견된 것이다. 뇌와 장에 있는 공통된 호르몬들은 장뇌 호르몬이라고 불리며 갑자기 주목받게 되었다. 장뇌 호르몬의 대부분은 뇌의 신경 전달 물질과 함께 식욕과 수면, 불안과 초조 같은 정동이나 기억, 학습 능력을 관장하는 중요한 활동을 한다.

혈액을 체내에 보내는 펌프라고만 단순하게 여겨지던 심장과 혈관에서도 혈액 순환을 조절하는 호르몬이 잇달아 발견되고 있다. 더욱 놀라운 것은 림프구 같은 면역 세포조차 호르몬을 만든다는 사실이다. 이렇게 보면 사람의 몸은 수많은 호르몬의 연대 작용에 의해 지켜지고 있는 셈이다. 그리고 이러한 시스템을 해명함으로써 많은 질병을 조기에 발견하여 치료할 수 있는 길이 열렸다.

호르몬이란 건강과 질병, 젊음과 늙음을 주관하는 원천이며, 호르몬 연구의 목적은 신비로운 인체 구조를 규명하는 것에서 시작되어 인간의 일생을 보다 풍요롭게 만드는 방법을 찾고 실현하는 것이라고 말할 수 있다.

19 | 무서운 부작용을 가진 호르몬제

우리의 몸에 필요한 호르몬의 양은 코르티솔의 경우 하루 20밀리그램, 티록신의 경우 하루 100마이크로그램 전후이다. 이처럼 호르몬은 그 종류에 따라 필요한 양이 정해져 있다.

내분비선은 언제나 적당한 양을 분비하려고 하지만, 때로는 과부족이 발생하여 호르몬 질환이 진행되면 도리 없이 호르몬제의 도움을 받아 보충해야 한다.

호르몬제라고 하면 흔히 스테로이드처럼 과다 사용에 의한 부작용이 문제가 되고 있는 데다가 항갑상선계 호르몬제처럼 일반 약보다 강력한 부작용을 초래하는 호르몬제가 많이 있다. 때문에 호르몬제의 오용에 의한 부작용은 우리가 생각하는 것보다 훨씬 심각하다는 사실을 알아 두어야 한다. 다행히도 호르몬제를 섣불리 복용해서는 안 된다는 생각이 널리 확산되어 가는 것 같다.

그래서 조금 전문적인 내용이기는 하지만, 치료에 사용되고 있는 호르몬제 몇 가지를 예로 들어 사용법과 주의 사항을 설명해 보겠다.

20 | 호르몬제의 특징

합성 당질 코르티코이드(스테로이드)

코르티솔, 즉 당질 코르티코이드의 부족으로 발병하는 애디슨병의 경우에는 합성 당질 코티코이드로 보충해야 한다. 분비 기능이 완전히 없어진 경우에는 1일 분비량인 20밀리그램을 보충해야 하는데, 코르티솔의 하루 분비 추이에 맞추어 아침에 15밀리그램, 저녁에 5밀리그램으로 나누어 복용하는 것이 가장 효과적이다.

덱사메타손이라는 호르몬제는 0.5밀리그램이 코르티솔 20밀리그램과 같을 정도로 강력하다. 또 덱사메타손은 부신피질 자극 호르몬 (ACTH)이나 부신피질 자극 호르몬 방출 호르몬(CRH)의 분비를 억제하는 힘이 코르티솔의 400배나 되어, ACTH의 분비를 억제하여 체중을 늘리거나 애디슨병을 초기에 치료하는 데 가장 적합하다. 그러나 이 호르몬제를 사용할 때는 식염을 충분히 섭취하거나 합성 당질 코르티코이드인 프레드니솔론이라는 약을 병용하도록 한다.

또 트리암시놀론이라는 합성 스테로이드는 식욕을 감퇴시키거나 피부를 통한 흡수를 지연시키므로 아토피성 피부염의 치료에 사용된다.

합성 당질 코르티코이드에는 감염증의 유발, 위·십이지장의 궤양, 당뇨병과 같은 3대 부작용이 있으며 그 밖에 골다공증, 정신 장애 등을 일으키기도 한다. 그리고 스테로이드 복용을 중단할 경우에는 급성 부신 부전이 일어날 가능성을 염두에 둔다. 대체로 6알(보충 양의 몇 배) 이상을 2주일 동안 계속 복용하면 부신이 위축되어 있는 경우가 많으므로 양을 줄일 때는 신중을 기해야 한다.

갑상선 호르몬

갑상선에서 분비되는 주된 호르몬으로는 요오드가 3개 붙어 있는 트리요오드티로닌(T_3)과 4개 붙어 있는 티록신(T_4)의 2종류가 있다. 특히 T_4가 중요한데, 갑상선 기능 저하증에는 T_4를 소량에서부터 보충하는 것이 원칙이다. 보충량은 갑상선 자극 호르몬(TSH)의 혈중 수치가 알맞은 정도($0.3 \sim 3 \mu/ml$)를 지표로 하여 결정한다.

주의해야 할 점은 코르티솔과 T_4 둘 다 결핍되어 있는 경우 우선 T_4부터 보충해야 하며, 심장 합병증이 있는 고령자인 경우 T_4는 극히 소량만 보충해야 한다는 것이다.

21 | 갱년기 장애와 성호르몬

여성의 갱년기와 호르몬 보충 요법

여자는 평생 호르몬의 지배를 받고 있다고 해도 과언이 아니다. 에스트로겐과 프로게스테론이라는 두 여성 호르몬이 대단히 적은 양으로 미묘한 균형을 이루며 사춘기와 규칙적인 생리를 가져온다.

그러나 40세를 넘을 무렵부터는 난소에서 분비되는 에스트로겐의 양이 서서히 감소되고, 50세 안팎이 되면 난소 기능이 갑자기 약화되어 마침내 폐경이 된다. 그와 더불어 갖가지 갱년기 장애 증상이 나타나 폐경 후 고지혈증, 고혈압, 골다공증, 비만, 동맥경화, 협심증 등이 급격히 증가한다. 고혈압이나 고지혈증, 골다공증은 이와 같이 에스트로겐의 부족에 기인하는 것이므로 에스트로겐을 보충하는 것이 무엇보다 합리적이다.

갱년기를 맞은 뒤에도 여성다운 아름다움을 유지하고 정신적·육체적으로 충실한 삶을 영위하기 위해 미국과 유럽에서는 갱년기 여성들에게 에스트로겐과 프로게스테론을 복용하거나 파스처럼 붙이는 약이 보급되어 있다. 단, 프로게스테론은 에스트로겐과 같이 복용하지 않으면 유방암이나 자궁암에 걸리기 쉬우므로 조심해야 한다. 그러나 올바른 방법으로 이용하면 염려할 것 없다. 갱년기 장애의 대책으로서 오히려 적극적인 사용을 권한다.

남성 갱년기와 호르몬 요법

남성은 여성과는 달리 일반적으로 50세가 넘으면서 고환(정소)에서 분비되는 테스토스테론의 분비가 감소하기 시작한다.

그러나 여기에는 개인차가 있어 65~70세까지는 테스토스테론의 분비량이 젊은 사람과 동일한 사례가 드물지 않다. 그렇지만 보통 나이가 많아짐에 따라 성 기능은 쇠퇴하게 마련이어서, ① 테스토스테론, ② 디히드로에피안드로스테론(DHEA), ③ 멜라토닌, ④ 성장 호르몬 등 4가지 호르본의 보충 요법을 생각해 볼 수 있다.

첫 번째 테스토스테론은 일본의 경우 아직 테스토스테론 패치의 보급이 인가되지 않았다. 두 번째 DHEA의 보충은 근력과 성 기능을 향상시키는 등의 효과가 기대되고 있지만, 한편으로는 전립선 비대나 전립선암 등의 피해가 염려된다. 세 번째 멜라토닌은 시차 장애나 불면증에 매우 효력이 있으나, 정력 향상에 관해서는 앞으로 임상 결과를 좀 더 지켜보아야 한다.

마지막의 성장 호르몬 보충은 고혈압이나 당뇨병 등을 발생시킬 위험이 있다. 하지만 머잖아 성장 호르몬을 분비하도록 뇌하수체를 자극하는 시상하부 호르몬인 성장 호르몬 자극 호르몬(GRH)과 동일한 작용을 지녔으며 복용이 가능한 호르몬제가 실용화될 전망이다.

생명의 오케스트라 호르몬

1. 신체 각 부분에서 분비되는 내분비 호르몬은 우리의 성장, 질병에 대한 방어와 회복, 성 등을 지배하며 중요한 것만 꼽아도 80여 종류가 된다. 우리가 몸 내외에서 자극을 받으면 이것이 뇌의 시상하부로 전해지고 다시 뇌하수체로 전해지는데, 뇌하수체는 부신, 갑상선, 난소와 같은 호르몬 분비선에 그 명령을 전해 호르몬의 생산·분비를 재촉하거나 억제한다.

2. 시상하부에서는 의욕을 불러일으키는 갑상선 자극 호르몬 방출 호르몬, 성을 지배하는 황체 형성 호르몬 방출 호르몬, 스트레스에 맞서 머리를 좋게 하는 부신피질 자극 호르몬 방출 호르몬, 성장을 관장하는 성장 호르몬 억제 방출 인자 등이 분비된다.

3. 뇌하수체에서는 신장을 결정짓는 성장 호르몬, 모유 생산을 촉진하는 프롤락틴, 여성 호르몬인 여포 자극 호르몬과 남성 호르몬인 테스토스테론, 체내에 수분을 흡수시키는 작용을 하는 바소프레신, 자궁을 수축시켜 분만을 촉진하는 옥시토신 등의 호르몬이 분비된다.

4. 부신에서는 면역력을 높이는 코르티솔, 혈압을 일정하게 유지하는 알도스테론, 스트레스를 물리치는 아드레날린과 노르아드레날린 등이 분비되며, 이 밖의 호르몬 분비선으로는 갑상선, 부갑상선, 송과선, 흉선 등이 있다. 또한 장과 뇌에서는 동일한 호르몬이 분비되기도 하는데 이를 장뇌 호르몬이라고 부른다.

5. 호르몬은 종류에 따라 1일 필요량이 정해져 있는데 호르몬 과부족으로 인한 항진증이나 저하증 혹은 남녀의 갱년기에는 호르몬제의 도움을 받아야 한다. 그러나 일반 약제보다 강력한 부작용이 초래할 수 있음을 유의해야 한다.

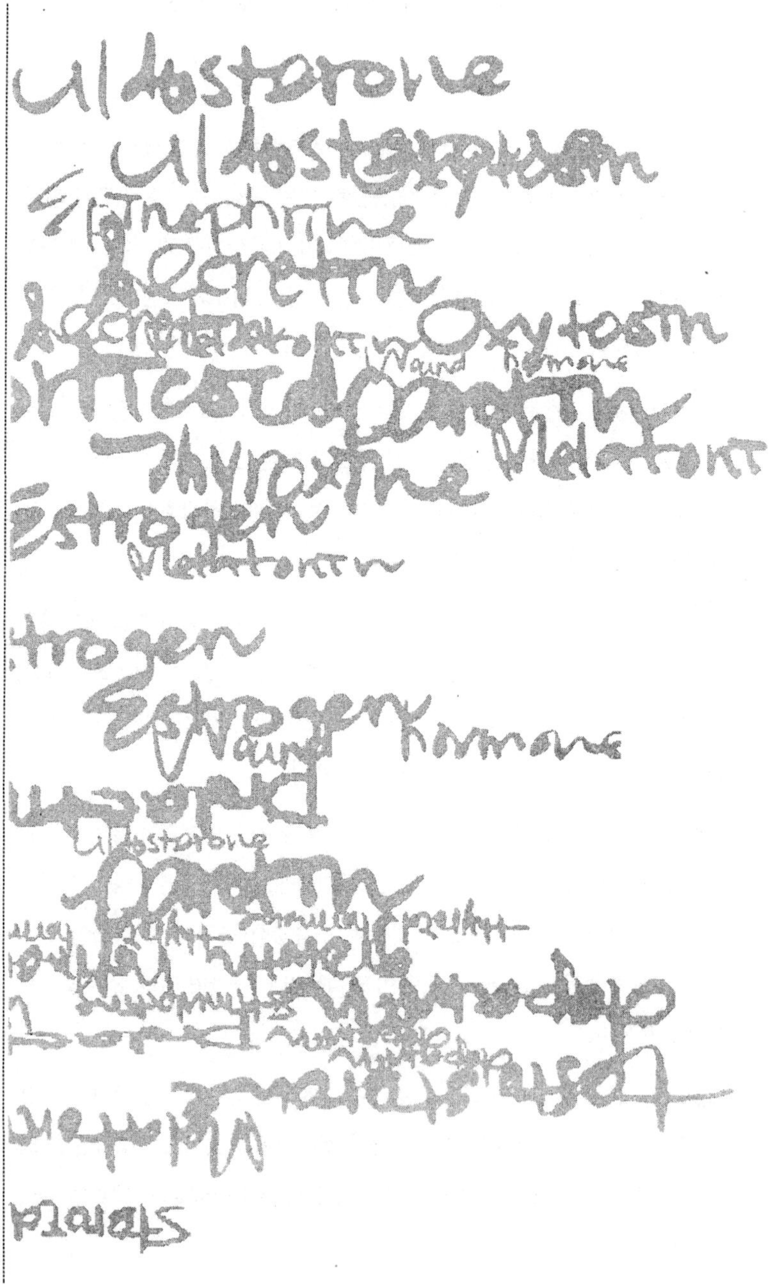

aldosterone

aldosterone

Epinephrine

Secretin

Secretin Oxytocin

Thyroxine Melatonin

Estrogen

Melatonin

strogen

Estrogen hormone

aldosterone

Melatonin

Steroid

<u>제5장</u>

당 신 의   호 르 몬   타 입 은 ?

1 | 호르몬이 만든 영웅들

여기까지 설명한 내용은 크게 2가지로 요약할 수 있다. 첫째는 뇌의 신경 전달 물질이라는 호르몬이 우리의 마음과 정신을 만들고 있다는 사실이고, 둘째는 내분비 호르몬이 우리의 몸을 지배하고 있다는 사실이다. 그럼 이번에는 마음과 몸, 각각의 호르몬 유형을 조합하여 인간의 타입을 분류해 보자.

구체적인 예로서, 뚜렷한 특성을 지닌 3가지 신경 전달 물질과 3가지 내분비 호르몬의 작용을 서로 맞추어 보면 특색 있는 인물상이 완성되는데, 다음의 표는 개성이 풍부한 역사상의 인물을 적용해 본 것이다. 물론 해부학적인 데이터나 호르몬 수치를 측정한 결과가 아니라 지금껏 축적한 임상 경험과 내분비학 연구에 의한 추측에 불과하다.

그러나 이것을 통해 보면 여기에 나열한 인물들은 자신의 개성, 즉 호르몬 타입을 잘 활용해서 영웅으로 다시 태어났다고 여겨진다. 그 의미에서 여기에 제시한 호르몬 타입 분류는 재능 개발, 지력(知力)과 창조력의 향상, 또는 예방의학, 노화 방지 등에 공헌할 수 있으리라 생각한다.

역사상 인물들의 호르몬 타입

신경전달 물질 / 내분비 호르몬	D 도파민	N 노르아드레날린 아드레날린	S 세로토닌
갑 • 갑상선 자극 호르몬 방출 호르몬 • 갑상선 자극 호르몬 • 갑상선 호르몬	손권 도요토미 히데요시 모차르트 천재 · 예술가 타입	조조 오다 노부나가 도전자 타입	다자이 오사무* 자기 도취 타입
부 • 부신피질 자극 호르몬 방출 호르몬 • 부신피질 자극 호르몬 • 부신피질 호르몬	유비 도쿠가와 이에야스 베토벤 승부사 타입	레닌 케네디 전략가 타입	아인슈타인 가와바타 야스나리 카렌 카펜터 철학자 타입
성 • 성호르몬	클레오파트라 고갱 양귀비 카리스마 타입	에카테리나 서태후 히틀러 독재자 타입	고흐 프로이트 우울증 타입

*다자이 오사무 : 일본의 작가. 평생 좌절감을 떨치지 못해 여러 차례 자살을 시도한 끝에 바다에 빠져 자살하는 것으로 생을 마감했다 — 옮긴이

2 | 호르몬이 가르쳐 주는 당신 자신

그동안 연구 결과에 바탕을 두고 분류해 본 '영웅들의 호르몬 타입'에 수긍이 갔는지 모르겠다. 간단한 체크 리스트를 이용해 자신의 호르몬 타입을 알아 두면 다음과 같은 이점이 있다.

① 자신의 개성을 알 수 있다.
② 자기에게 알맞는 길을 선택할 수 있다.
③ 변화하고 싶다는 생각을 근본부터 다시 검토할 수 있다.
④ 자신의 체질을 알고 걸리기 쉬운 질병을 사전에 예방할 수 있다.

호르몬 테스트에는 4가지가 있는데, 일상적인 감정의 기복이나 현재의 체형 · 체질 등을 이용해 호르몬 타입을 알아내는 것이다.

테스트 1에서는 먼저 자신의 기질을 알아보고, 테스트 2~4에서는 자신의 체질을 알아보자.

3 | DNS 균형 체크로 당신의 마음을 읽는다

다음 페이지에 실린 테스트에서는 3가지 신경 전달 물질을 단서로 마음의 상황을 더듬어 본다.

앞의 표에서 보았듯이 D는 도파민, N은 노르아드레날린, S는 세로토닌이다. 이것들을 '마음을 만드는 DNS'라고 부르기도 한다. 인간의 감정은 다면적이고 상황에 따라 시시각각으로 변화하므로 기질을 한마디로 표현하기란 어려운 일이다. 그러나 같은 상황 하에 DNS 가운데 어느 호르몬이 더 많이 작용하는지를 조사함으로써 그 사람의 기질을 읽어 내는 것이 이 테스트의 목적이다.

테스트 1의 각 항목을 읽어 가며 자신에게 해당되는 것에 ○ 표시를 한 뒤 합계를 낸다. 이 DNS의 평균 득점이 현재 당신 자신의 '마음의 호르몬 타입'으로, 가장 득점이 높은 것을 당신의 타입이라고 생각하면 된다. 가장 점수가 높은 것과 두 번째 점수 사이에 차이가 크지 않으면 혼합형이며, 3가지 모두 그다지 차이가 없으면 상황에 따라 변화할 수 있는 타입으로 볼 수 있다.

테스트 1 DNS 균형 체크

항목	D	득점	N	득점	S	득점
1. 용모	눈이 빛난다	2	땀을 잘 흘린다	2	자주 홍조를 띤다	2
2. 수면	숙면형이지만 꿈을 자주 꾼다	2	수면 시간이 길다	2	잠이 얕다	2
3. 생활 태도	낙천적이다	1	시간에 쫓긴다	2	걱정이 많다	2
4. 다른 사람의 시선에 대해	주목받으면 능력을 발휘한다	2	신경이 쓰여 긴장한다	2	눈에 띄지 않도록 조심한다	1
5. 대화하기	매우 좋아한다	2	사소한 일에도 초조해진다	2	별로 참여하지 않는다	2
6. 행복도	행복하다고 생각한다	2	상황에 따라 변한다	2	대체로 불행	2
7. 금전 감각	낭비가	1	충동구매	2	절약가	1
8. 자신의 능력은	발상력	2	행동력	1	집중력	2
9. 건강에 대해	자기 과신형	1	병이 들면 당황한다	1	무관심	2
10. 승부	당연히 이겨야 한다	2	승패를 걱정한다	2	운에 맡긴다	1
11. 일상 대화에서 '나'라는 말	거의 사용하지 않는다	2	보통	1	자주 사용한다	2
당신의 DNS	D 득점 합계		N 득점 합계		S 득점 합계	

4 I DNS에 의한 당신의 기질은?

테스트 1의 결과를 보자. 맨 아래 칸에 합계된 득점 가운데 가장 높은 것이 당신의 기질 타입이다. 그럼 간단하게 각 타입의 경향을 설명해 보겠다.

D형 : 도파민 우위형

이 타입은 낙천적이고 예술가 기질의 소유자이다. 인간이 지니고 있는 고도의 지력과 창조력, 쾌감 그리고 환희를 연출하고, 또 각성과 운동에도 관여하는 것이 도파민이므로 이 호르몬이 우위에 있는 사람은 창조성이 풍부하고 매우 활동적인 삶을 사는 타입이라고 할 수 있다. 음악에 비유하면, 인류의 우정이나 숭고함을 노래하는 베토벤의 「교향곡 제9번 합창」에 해당하는 성격이다. 다만 도파민이 너무 많이 분비되면 망상이나 환각 등을 갖게 되어 기질적으로는 정신 분열증이 될 우려가 있다.

이런 자신의 경향을 정확하게 알고 필요에 따라 자기 자신을 억제할 수 있는 냉철한 판단력을 지니고 있으면 금상첨화 격이다.

N형 : 노르아드레날린 우위형

이 타입은 도전적인 행동파이다. 노르아드레날린은 스트레스에 대항하는 생기의 원천으로, 각성 호르몬이다. 또 뇌 안에서는 아드레날린과 함께 작용하며 분노나 공포에 관여한다. 이 타입은 어려운 일에 부딪히면 도리어 그것이 계기가 되어 분발하고 한층 더 발전하고자 하는 의욕이 있으며 심신에 활력이 넘쳐흐르는 사람이다.

더욱이 아드레날린과 노르아드레날린의 분비에 심한 변화가 생기면 조울증이나 정신 분열증의 경향을 보이며 분비가 너무 적으면 우울증에 걸리기 쉽다는 것이 통계적으로 입증되었다. 이렇게 되지 않으려면 기분이 지나치게 가라앉지 않도록 하는 것이 최선의 방법이라고 할 수 있다.

적극적으로 기분 전환을 하기 위해서는 다음에 다시 언급하겠지만 음악이나 향기 같은 것을 이용하는 요법을 활용해 보는 것도 도움이 된다(제6장 참조).

S형 : 세로토닌 우위형

이 타입은 학구적이고 고고한 기질이다. 세로토닌은 잠이 오게 하고 지혈 작용이나 통증 억제에 관련 있는 호르몬이다. 이 타입은 철학이나 사색 활동 등 집중력을 발휘하는 데 적합하나 자칫하면 협소한 분야에 너무 깊이 빠져 든다. 또 고통에 둔감한 경향이 있기 때문에 정신적 · 육체적으로 자기 자신을 몰아붙이기 쉽다. 정신을 차렸을 때는 이미 심각한 상태가 되어 있는 경우가 있으니 나름대로 목표를 정해 두는 것이 중요하다.

그리고 세로토닌은 분비가 너무 많아도 너무 저어도 우울해져 자살하고 싶은 충동을 일으키는 수가 있다.

5 | 체질 · 체형으로 호르몬 타입을 안다

앞의 테스트 1은 뇌내 호르몬의 경향을 앎으로써 자신의 마음의 타입을 판정해 보는 것이다. 다음에 소개하는 테스트부터는 뇌내 호르몬이 아닌 내분비계 호르몬을 체크하는데, 그 목적은 신체 타입을 구분해 보는 것이다. 현재는 신장, 비만, 고혈압이나 각종 만성 질환, 그리고 알츠하이머에 이르기까지 많은 질병이 호르몬과 밀접한 관계가 있다는 사실이 밝혀졌다. 따라서 자신의 내분비계 호르몬을 점검하는 것은 매우 중요하다.

내분비계 전문의는 환자를 보면 우선 환자의 체격과 체질, 태도부터 살펴본다. 왜냐하면 환자의 몸에는 호르몬이 보내는 각종 신호가 다양하게 나타나 있기 때문이다. 예를 들어 땀을 유난히 많이 흘리고 얼굴이 붉어지고 기미가 생기는 것 등 모두가 체내 호르몬의 균형에 변화가 일어나고 있다는 증거이다. 그런데 대단치 않은 일에 초조해하거나 땀을 곧잘 흘리는 심신의 변화를 간과하는 경우가 흔히 있는데, 이것을 그대로 방치해 두면 매우 심각한 질환의 시초를 지나치기가 십상이다.

호르몬 차트는 우리가 무심코 넘어가기 쉬운 호르몬 질환의 경향을 알기 위한 중요한 테스트이니 테스트 2 ~ 4까지 3가지를 차례로 해보도록 한다.

6 | 갑상선 호르몬 체크

신체의 상태를 체크하는 첫 번째 목적은 갑상선 호르몬의 경향을 아는 것이다. 수많은 호르몬 중에서 특히 갑상선 호르몬은 분비량도 많고 우리 몸에 활력을 주는 막중한 역할을 해낸다. 그리고 갑상선 호르몬은 신진대사나 체온 조절 등 우리가 살아가는 데 필요한 기본적인 메커니즘을 통제한다.

갑상선의 기능 장애는 의외로 흔한 증상이다. 더욱이 젊은 여성에게서 자주 보이는데, 초기 증상을 무심코 넘어가 조기 치료의 기회를 놓치고 있는 사람이 적잖다. 또 최근에는 한창 일할 나이의 남성에게서도 갑상선 기능 장애를 심심찮게 볼 수 있다. 그러므로 다음의 테스트 2를 이용하여 자신의 갑상선 호르몬의 현재 상태를 확인해 보자.

조금 망설여지는 항목에는 주저하지 말고 ○ 표시를 하고 채점한다. 테스트 1과 마찬가지로 해당 항목의 득점에 ○ 표시를 해서 세로로 합계를 내면 플러스에서 마이너스까지 수치가 나타날 것이다. 옆에 제시한 갑상선 기능 정도를 나타낸 표에서 그 수치가 해당하는 곳을 찾으면 그것이 곧 당신의 상태가 된다. 플러스인 사람은 갑상선 기능이 항진하는 경향이 있고, 마이너스인 사람은 저하하는 경향이 있다. 합계가 플러스 혹은 마이너스 10 이상인 사람은 병원에서 검사해 보는 것이 좋다.

갑상선 기능의 항진과 저하에 따라 생기기 쉬운 증상에 대해서는 제9장을 참조하자.

테스트 2 갑상선 호르몬 체크

항 목	득점
먹어도 살이 찌지 않는다	+2
땀을 잘 흘리고 목이 마르다	+2
가슴이 울렁거리고 손발이 떨린다	+3
갑상선이 부어 있다	+2
정서가 안정되지 않는다	+3
부분적으로 탈모 증상이 있다	+1
눈썹 바깥쪽의 숱이 적다	+1
설사를 자주 한다	+2
생리 불순이거나 무월경이다	+2
최고 혈압은 높고 최저 혈압은 낮다	+2
집중력이 저하되었다	−1
무기력해졌다	−2
피부가 건조하고 추위에 약하다	−1
몸이 붓는다	−3
탈모가 두드러진다	−3
변비가 심하다	−2
혀가 두꺼워졌다	−2
기억력 저하로 뭔가 잘 잊어버린다	−3
빈혈이 있다	−2
생리 과다	−1
갑 득점 합계	

갑상선 기능 항진증의 정도	
+15~+20점	확실
+10~+14점	거의 확실
+5~+9점	의심스럽다
+4~−4점	걱정 없다
−5~−9점	의심스럽다
−10~−14점	거의 확실
−15~−20점	확실
갑상선 기능 저하증의 정도	

7 | 부신피질 호르몬 체크

다음의 테스트 3은 부신피질 호르몬을 체크하는 것이다.

부신피질 호르몬은 우리의 심신을 언제나 정상 상태(소위 항상성)로 유지하는 데 중대한 역할을 하며, 정신적 · 물리적 스트레스에 대항하는 생체 방어의 중심 역할을 해내고 있다. 부신피질 자극 호르몬 방출 호르몬(시상하부) → 부신피질 자극 호르몬(뇌하수체) → 코르티솔(부신피질)이라는 식으로 뇌의 시상하부와 밀접하게 연대 작용을 하면서 스트레스에 대응하고 있는 것이다.

이 가운데 시상하부에서 부신피질 자극 호르몬 방출 호르몬이 과잉 분비될 경우에는 불면증이나 식욕 부진, 우울증 등의 스트레스 상태가 되고, 대뇌피질에서 부족할 경우에는 알츠하이머의 경향을 보인다. 한편 부신피질 자극 호르몬은 집중력이나 기억력과 상당히 깊은 관계가 있다.

코르티솔의 분비가 과잉되면 쿠싱 증후군(부신피질 호르몬의 과잉 분비로 인해 이상 지방 침착, 무기력, 다모증, 고혈압 등의 증상이 나타난다 : 옮긴이)을, 저하되면 애디슨병을 초래한다. 그러나 이 호르몬이 정상적으로 작용하면 스트레스에 충분히 대처할 수 있다.

이 테스트를 이용하여 자신의 부신피질 호르몬이 균형을 유지하고 있는지 그렇지 않은지를 점검해 보자. 테스트 2와 마찬가지로 합계를 내는데, 마찬가지로 플러스 혹은 마이너스 10이 넘을 경우에는 병원에서 검사를 받아 보아야 한다.

테스트 3 부신피질 호르몬 체크

항 목	득점
복부 등 신체의 중간 부분이 비만이다	+3
체모가 많은 편이다	+2
얼굴은 둥글고 손발은 가늘다	+3
두통, 현기증, 어깨 결림 등이 잦다	+2
혈당치가 높다(당뇨병)	+2
근력이 쇠약해졌다	+2
골절되기 쉽다	+1
부스럼이 잘 난다	+2
무좀이 잘 생긴다	+1
생리 불순 · 임포텐츠로 고민한다	+2
쉽게 피곤을 느낀다	−2
살이 빠졌다	−2
구토를 자주 한다	−3
식욕 부진 경향이 있다	−1
저혈압이다	−2
혈당치가 낮다	−2
여성의 경우 겨드랑이털, 음모가 빠진다	−3
화를 잘 낸다	−1
피부가 거무스름해졌다	−2
설사를 자주 한다	−2
부 득점 합계	

부신피질 기능 항진 정도 (쿠싱 증후군)	
+15~+20점	확실
+10~+14점	거의 확실
+5~+9점	의심스럽다
+4~−4점	안심
−5~−9점	의심스럽다
−10~−14점	거의 확실
−15~−20점	확실
부신피질 기능 저하 정도 (애디슨병)	

8 | 성호르몬 체크

네 번째는 성호르몬 체크이다. 간단히 말해 이 테스트의 목적은 자신이 얼마나 남성 혹은 여성다운가를 알아보는 것이다.

태아는 모두 남녀의 두 성을 가지고 있으나 성호르몬의 작용으로 남녀가 결정된다는 것은 이미 설명했다. 그리고 사춘기가 되어 분비되는 성호르몬에 의해 여자다운 또는 남자다운 신체가 형성된다.

그러나 남성 호르몬은 남성에게만 있는 것이 아니며, 여성 호르몬 역시 여성에게만 있는 것이 아니다. 모두 잘 알고 있듯이 남성의 머리카락 등에는 여성 호르몬이 작용하고 있으며, 여성이 성장하는 데에 남성 호르몬이 없어서는 안 된다. 또 남성 호르몬인 테스토스테론이나 여성 호르몬인 에스트로겐은 근원을 따지면 똑같이 디히드로에피안드로스테론(DHEA)이라는 호르몬에서 만들어지는 것이다.

이렇게 우리에게는 이성의 호르몬이 필요하지만 그 정도가 정상을 벗어나면 적잖은 문제가 발생한다. 그래서 다음의 테스트에서는 자신이 얼마나 남성 혹은 여성다운지를 조사해 본다. 앞의 세 테스트와 마찬가지로 득점을 합계 내서 자신의 성에 얼마나 적합하게 호르몬이 작용하고 있는지를 확인해 본다. 갱년기에 대해서는 별도의 테스트를 준비해 두었다.

테스트 4-1 여성 호르몬 체크(여성용)

항 목	득점
피부결이 곱다	3
첫 생리를 빨리 했고 키가 크지 않다	2
머리숱이 많고 윤택이 난다	3
가슴과 엉덩이가 큰 편이다	3
체모(특히 사지나 겨드랑이)가 적다	3
허리가 굵은 편이다	3
지방질이다	3
정서가 안정되고 상냥하다	2
일보다는 결혼을 택한다	2
털이 많은 편이다	−3
머리카락이 뻣뻣하다	−3
가슴과 엉덩이가 작다	−2
여드름, 부스럼이 잘 난다	−2
피부결이 거칠다	−2
음핵이 비대하다	−3
키가 크고 튼튼한 체격이다	−2
첫 생리가 늦은 편이다	−2
생리 과소, 또는 무월경	−3
스포츠나 게임을 좋아한다	−2
합 계	

여성 호르몬의 정도	
+20점 이상	안심
+15~20점	약간 부족
+15~−11점	검사를 받을 필요가 있다
−10점 이하	여성 호르몬 및 남성 호르몬 수치의 체크가 필요하다

테스트 4-2 남성 호르몬 체크(남성용)

항 목	득점
근육질이고 키가 크다	3
가슴과 팔다리에 털이 많다	3
수염이 짙다	3
머리 앞쪽의 숱이 적다	2
정서가 불안정하다	2
체취가 있고 냄새에 민감하다	2
공격적이고 정복욕이 있다	3
목소리가 낮고 굵다	3
성욕이 왕성하다	3
키가 크고 호리호리하다	−3
체모가 적다	−2
목의 울대뼈가 없고 목소리가 변성 되지 않았다	−3
머리카락이 가늘고 부드럽다	−3
가슴이 불룩하다	−3
여성적인 취향이 있다	−2
온화하고 다투기를 싫어한다	−2
성욕이 별로 없다	−2
근육질이 아니고 지방이 많다	−2
피부가 곱다	−2
합 계	

남성 호르몬의 정도	
+20점 이상	안심
+15~20점	약간 부족
+15~−11점	검사를 받을 필요가 있다
−10점 이하	남성 호르몬 수치의 체크가 필요하다

9 ㅣ 당신의 호르몬 타입은?

테스트 1~4까지 모든 점수를 계산하면 자신의 호르몬 타입을 알 수 있다. 다시 한 번 자신의 점수를 확인해 보고 나서 다음의 표에 써 넣으면 금방 알 수 있다. 마음의 호르몬과 몸의 호르몬을 곱한 것이 자신의 호르몬 타입이다. 이를테면 'D—부' 'N—갑' 'S—성' 하는 식이다. 각 타입에 관한 설명을 보고 자신의 심신이 지니고 있는 경향을 이해하도록 한다. 여기에 나타난 타입에 따라 자신의 체질을 개선하는 방법을 찾을 수 있다.

① 앞에서 제시한 영웅의 호르몬 타입에 적용하여 자신의 재능을 스스로 진단해 본다.

② 자신이 걸리기 쉬운 질병, 예방해야 할 질병을 알아 둔다.

③ 제3장과 제4장에서 자신에게 필요한 대목을 다시 한번 읽어 본다.

④ 제6장과 제7장의 생활 힌트를 활용한다.

호르몬은 우리가 행복할 때든 고통스러울 때든 마음과 몸의 변화를 고스란히 받아들여 심신의 기능을 정상으로 유지하기 위해 활동하는 몸 안의 오케스트라이다. 여러 가지 신체 기관이 악기처럼 개성 있는 음색으로 제각기 멜로디와 리듬을 연주하면서 전체가 아름다운 앙상블을 이루어 간다. 그 시스템 자체가 기적이라고밖에 표현할 수 없을 정도이다.

반대로 호르몬이 무리하게 작용하기 시작하면 우리의 심신은 적신호를 울린다. 이렇게 되면 아무리 훌륭한 오케스트라라고 해도 불협화음을 내게 된다. 그러므로 자신의 호르몬 타입을 올바로 파악해서 소리 없이 다가오는 질병을 미리 알고 재빨리 대처하는 것이야말로 진정한 건강 관리라고 할 수 있을 것이다. 이를 위해서라도 이 체크 리스트들을 적극 활용하는 것이 바람직하다.

당신의 호르몬 타입은?

마음의 호르몬	몸의 호르몬		
DNS표	갑	부	성
	득점	득점	득점
	+/−에 관계없이 가장 많은 득점의 타입		
타입	타입		

마음의 호르몬과 몸의 호르몬을 곱한 것이 당신의 호르몬 타입이다.

10 | 남녀의 갱년기 체크

마지막으로 갱년기 체크 리스트를 보자.

폐경을 의식할 무렵부터 여성에게는 심각한 갱년기가 시작된다. 하지만 실제로는 개인차가 있어 나이만으로는 알 수 없는 것이 갱년기이다. 또 뜻밖의 질병이 도사리고 있는 경우가 있으니 40세를 넘기고부터는 주의를 기울여야 한다.

더군다나 예전에는 남성에게 갱년기가 천천히 찾아왔었지만, 최근에는 사회적 스트레스 등의 영향으로 45세 무렵부터 몸의 변화를 호소하는 사람이 증가하고 있다. 그러나 통상적으로는 60세를 넘겨도 남성의 기능에는 그다지 큰 차이가 없게 마련이다. 다만 남성은 여성에 비해 개인차가 현격한 것이 특징이어서 앞에서 말한 것처럼 90세에 성생활을 하고 있는 사람도 더러 있다. 식생활과 같은 생활 환경이 영향을 미치기 때문으로 생각된다.

여기에서는 남성과 여성을 위한 갱년기 체크 리스트를 각각 제시해 두었으니 각자 활용하도록 하자.

남성의 갱년기 체크

A. 성 기능의 쇠퇴		득점
1. 이성에 대한 흥미가 없어졌습니까?	성욕 저하	3
2. 자극적인 사진을 보아도 발기하지 않습니까?	발기 능력 저하	3
3. 섹스의 횟수는 어떻습니까?	횟수 감소	3
4. 지속력은 있습니까?	지속력 저하	3
B. 정신 증상		
1. 쉽게 피로를 느낍니까?		2
2. 울적하거나 마음이 무거운 경우가 자주 있습니까?		2
3. 밤에 잠을 이루지 못하는 경우가 자주 있습니까?		2
4. 아침에 특히 무기력함을 느낍니까?		2
5. 식욕이 떨어져 맛을 모르는 경우가 있습니까?		1
6. 일의 능률이 오르지 않고 무엇을 하든 귀찮습니까?		1
7. 자신의 인생이 보잘것없다고 느낍니까?		2
C. 신체 증상		
1. 허리나 손발이 차갑습니까?		1
2. 손발이 저립니까?		1
3. 손발의 감각이 둔해졌습니까?		1
4. 두통을 느끼는 경우가 있습니까?		1
5. 심장이 울렁거립니까?		1
6. 피부에 개미가 기어 다니는 느낌이 있습니까?		1
7. 숨이 차고 가슴이 답답한 경우가 있습니까?		1
8. 목에 뭔가 걸린 듯한 느낌이 있습니까?		1
9. 최근 체중이 줄었습니까?		1
10. 근력이 쇠약해지지 않았습니까?		1
11. 변비가 잦습니까?		1
12. 지방이 많아졌습니까?		1

5점 이하	갱년기라고 할 수 없다
6~10점	약간 갱년기의 염려가 있다
11~20점	갱년기 치료를 고려해야 한다
21점 이상	갱년기 치료가 필요하다

여성의 갱년기 체크(40세 이후 여성용)

증상	많이 느낀다	조금	없다
두통, 현기증, 어깨 결림이 있다	2	1	0
성욕이 쇠퇴했다	2	1	0
손발톱이나 뼈가 약해졌다	3	2	0
잠이 얕다	3	2	0
생리 불순이 심해졌다	3	2	0
생리량이 많고 일수는 적어졌다	3	2	0
체중이 느는 경향이 있다	3	2	0
얼굴이 화끈거리고 땀을 잘 흘린다	4	2	0
허리나 손발이 차다	4	2	0
숨이 차고 가슴이 울렁거리며 초조해진다	4	2	0
잠이 잘 안 온다	4	2	0
피부의 탄력성이 없어졌다	4	2	0
질염이나 배뇨 장애가 있다	5	3	0
곱슬곱슬한 음모가 펴졌다	5	3	0
성교 때 통증을 느낀다	5	3	0
요실금이 있다	5	4	0
키가 작아졌다	5	3	0

5점 이하	아직 갱년기라고 할 수 없다
6~20점	갱년기 초기이다
21~30점	갱년기가 진행중이다
31~40점	갱년기 치료를 고려해야 한다
41점 이상	갱년기 치료가 필요하다

당 신 의 호 르 몬 타 입 은 ?

1. 이미 앞에서 언급했듯이 우리 모두 저마다 생김새가 다른 것과 마찬가지로 호르몬이 분비되는 방법과 양이 달라 서로 다른 성격과 기질, 개성을 갖는다. 그러므로 자신의 호르몬 타입을 앎으로써 자신의 개성을 알고 자기에게 알맞는 길을 선택할 수 있으며, 자신의 체질을 알아 질병을 사전에 예방하고 노화를 방지하는 등 풍요롭고 건강한 삶, 나아가 성공한 삶을 누릴 수 있다.

2. 도파민, 노르아드레날린, 세로토닌, 즉 DNS 균형 체크를 하여 어느 호르몬이 우세한가에 따라 자신의 기질을 알아볼 수 있다. 도파민 우위형(D형)은 창조성이 풍부하고 활동적인 타입이며, 노르아드레날린 우위형(N형)은 어려움에 부딪히면 분발하는 도전적인 타입이며, 세로토닌 우위형(S형)은 뛰어난 집중력을 가진 학구적인 타입이다.

3. DNS 균형 체크가 정신적인 측면에 관한 것이라면 갑상선 호르몬과 부신피질 호르몬, 성호르몬 체크는 육체적인 측면에 관한 것이다. 이 호르몬들의 경향을 파악하고 알고 있어야 자신의 체질을 이해함으로써 소리 없이 다가오는 질병을 미리 알고 적절하게 대처하여 진정한 심신의 건강을 누릴 수 있다.

4. 현대에는 고령화 사회를 맞이하여 갱년기 이후에도 건강한 생활을 유지하는 데 커다란 관심이 쏠리고 있다. 흔히 갱년기는 여성에게만 있는 것으로 알고 있으나 남성에게도 갱년기가 있으며, 오히려 남성에게는 개인차가 현격하다. 따라서 갱년기 체크 리스트를 이용해 자신의 상황을 정확하게 이해하고 대처하는 것이 중요하다.

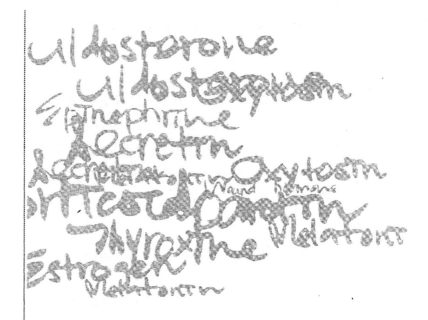

IQ는 훈련과 노력으로 달라진다

ACTH가 분비되는 아침 4~9시는 머리가 좋아지는 시간

기억력을 높이려면 수분 섭취를 억제하라

멜라토닌을 이용해 숙면을 취한다

장뇌 호르몬은 정보 처리 능력을 높인다

창조력을 키우는 도파민

의욕을 북돋워 주는 호르몬

불굴의 정신을 만드는 노르아드레날린

긴장을 극복하는 아드레날린

뇌내 호르몬을 활성화하는 명상

뇌내 호르몬 분비를 촉진하는 향기

스킨십은 호르몬 분비를 촉진한다

호르몬을 제대로 이용하는 방법들

1 | IQ는 훈련과 노력으로 달라진다

호르몬을 활성화하면 IQ가 높아진다. 자신도 믿지 못할 만큼 기억력과 창조력, 의욕이 생기는 것은 호르몬의 분비에 달려 있다.

마음을 생기 넘치게 하기 위해서는 이 장에서 설명할 '호르몬 활성 3S', 즉 햇빛(Sunshine) · 수면(Sleep) · 음악(Sound)을 제대로 이용하고 실천하는 것이 중요하다. 우리의 몸에 유익한 호르몬을 충분히 분비시키면 새로운 자신을 발견할 수 있다.

여기에서는 평소에 약간의 주의를 기울임으로써 개선할 수 있는 호르몬 활성법 중 특히 두뇌와 감정을 향상시키는 방법에 대해 이야기해 보겠다. 그리고 우리 신체의 건강을 관장하는 호르몬 식생활에 대해서는 다음 장에서 언급하겠다.

머리가 좋고 나쁨을 측정하는 척도라고 일컬어지는 IQ는 오래전부터 유전에 의해 결정된다고 여겨져 왔다. 그러나 이 IQ 신화를 무너뜨리는 실험이 이루어졌다. 일란성 쌍둥이의 IQ를 비교했더니 유전자가 동일한 일란성 쌍둥이라도 교육 환경이 다르면 IQ에 차이가 난다는 사실이 밝혀진 것이다. 이로 인해 IQ는 60퍼센트 이상이 환경 등 후천적 요소로 결정된다고 생각하기에 이르렀다. 다시 말해 IQ는 어떤 영향이나 훈련, 노력에 따라 상승 또는 저하한다는 이론이 정립된 셈이다.

그러나 이것을 호르몬에 바탕을 두고 생각해 보면 전혀 다른 측면이 나타나는데, 한마디로 말해 공부하는 시간대를 바꾸는 것만으로도 쉽게 IQ를 높일 수 있는 것이다.

2 | ACTH가 분비되는 아침 4~9시는 머리가 좋아지는 시간

IQ 테스트 가운데에는 일정한 시간 안에 얼마만큼 외울 수 있는가 하는 기명력(기억의 첫 단계로, 새로운 경험을 머릿속에 새기는 것을 기명이라고 한다 : 옮긴이) 테스트가 있다.

예전부터 기억력은 대뇌의 해마라는 부분이나 대뇌피질의 측두엽과 깊은 관계가 있다고 알려져 왔다. 그리고 최근에는 한 걸음 더 나아가 호르몬이 기억력을 향상시키는 작용을 한다는 사실이 밝혀졌다. 기억력을 향상시키는 호르몬으로 맨 먼저 꼽을 수 있는 것이 부신피질 자극 호르몬(ACTH)이다. 이 호르몬은 특히 단기 기억에 탁월한 힘을 발휘한다. 단기 기억이란 배우가 대사를 외우는 것과 같은 비교적 짧은 기간의 기억을 말한다.

순간적인 기억이 필요해지면 이 호르몬이 분비되어 뇌의 집중력을 단번에 높이고, 우리에게 강력한 기억력을 제공해 주는 것이다. 만약 이 호르몬의 분비량을 짧은 시간에 비약적으로 높일 수 있다면, 전화번호부 한 페이지를 불과 몇 분 만에 완전히 외우는 것이 꿈같은 이야기가 아닐 수 있다. 또한 어떤 생각이 번뜩이거나 스쳐 지나가는 것은 무엇을 집중해서 필사적으로 생각한 결과 비로소 일어나는 현상이라고 할 수 있다.

단시간 안에 폭발적인 집중력을 우리에게 주는 ACTH는 기억력과 직관력의 향상에 중요한 역할을 하고 있는 것이다. 그런데 이 ACTH는 아침 4~9시 사이에 가장 많이 분비된다. 즉 이 5시간이야말로 기억력의 위력을 가장 크게 발휘할 수 있는 황금 시간대인 것이다.

그러므로 이 시간대에 책상 앞에 앉는 것만으로도 믿기지 않을 만큼 기억력과 직관력을 얻을 수 있다. 단순히 ACTH의 분비량을 비교해 보면 밤 시간의 2배 가량 효과를 기대할 수 있다. 학생의 경우, 아침 일찍 일어나 이 5시간을 최대한 활용하면 생각지 못할 성과를 올릴 수도 있다.

3 | 기억력을 높이려면 수분 섭취를 억제하라

한편 지속성이 있는 장기 기억에 위력을 발휘하는 호르몬은 항이뇨 호르몬, 즉 바소프레신이라는 호르몬이다.

원래 인간의 뇌가 지닌 기억 용량은 얼마나 될까? 평소에 특별히 의식하지 않더라도 눈이나 귀를 통해 방대한 양의 정보가 들어오지만, 그중 무려 99퍼센트는 잊어버린다고 한다. 그런데 이 비율을 낮추려면 체내의 바소프레신을 활성화하면 되는데, 그러기 위해서는 가능한 한 수분 섭취를 억제하는 것이 중요하다. 왜냐하면 체내 수분량과 바소프레신의 분비량은 반비례하기 때문이다.

체내 수분량이 단 1퍼센트 증가하는 것만으로도 바소프레신의 분비량은 반으로 감소하며, 반대로 수분량이 1퍼센트 감소하면 바소프레신의 분비량은 2배로 증가한다. 바소프레신은 체내에 수분이 없어지면 그것을 재흡수하여 보충하는 작용을 하므로 이 같은 일이 생기는 것이다.

우리 몸의 약 70퍼센트가 수분으로 되어 있다는 말은 익히 들어왔을 것이다. 예를 들어 체중이 60킬로그램인 사람의 몸에는 약 42킬로그램의 수분이 있는 셈이다. 42킬로그램의 1퍼센트는 420그램이니 약간의 음료수를 마시는 것만으로 바소프레신의 분비량은 반가까이 감소하고 만다.

그렇다면 일이나 공부를 하면서 커피, 콜라 따위를 마시는 것은 스스로 기억력을 저하시키는 것이나 마찬가지다. 졸음을 쫓는다고 커피를 몇 잔씩 마시는 사람이 있는데, 이것은 카페인의 각성 작용 때문에 일시적으로 머리가 맑아지는 것일 뿐 기억력을 높이는 바소프레신의 분비에는 오히려 불리한 상황을 만들고 있는 격이 된다.

　기억력을 저하시키지 않기 위해서는 공부를 하거나 일을 하는 동안에는 될 수 있는 한 수분 섭취를 억제하는 것이 바람직하다.

4 | 멜라토닌을 이용해 숙면을 취한다

그런데 기억력을 높여 주는 바소프레신을 활성화할 수 있는 간단한 방법이 있다. 그것은 바로 목욕이다. 욕실에 들어가면 마음의 긴장이 풀리며 편안해지는데, 효능은 그것만이 아니어서 바소프레신의 분비를 촉진해 주기도 한다. 따뜻한 물에 몸을 담그면 바소프레신의 분비가 왕성해지는 점을 이용하여 입시생은 우선 천천히 목욕을 하고 나서 공부를 시작하면 능률이 크게 오른다.

목욕을 하면 분비량이 증가하는 호르몬은 바소프레신 외에 또 있다. 피로를 가시게 하고 소모된 체력을 회복시켜 주는 코르티솔이 그것들 가운데 하나이다.

이를테면 밤 9시쯤 42도가 넘는 따뜻한 목욕물에 들어가면 부신피질에서 분비되는 코르티솔의 양이 한층 증가하며, 그대로 잠자리에 들면 단잠을 자고 다음날 아침 상쾌한 기분으로 일어날 수 있다. 예부터 새벽의 냉수욕이 몸에 좋다는 말이 있다. 이것을 호르몬으로 보면, 새벽에 가장 분비량이 많아지는 코르티솔이 냉수욕에 의해 더욱 많아진다고 할 수 있다. 새벽 안개 속에서 찬물을 뒤집어쓰는 수행승을 보자. 그들의 수행은 우선 체내의 코르티솔 분비량을 향상시키는 것으로 시작된다.

그리고 체온 변화에 의해 분비량이 변화하는 호르몬이 있는데, 잠을 관장하는 멜라토닌이다. 따끈한 목욕물에 몸을 담그고 체온이 2도 올라간 시점에서 혈액 내 멜라토닌의 농도가 상승하기 시작한다는 것이 실험을 통해 밝혀졌다. 밤에 목욕을 하고 몸을 따뜻하게 하면 숙면을 취할 수 있는 것은 이 때문이다.

그러나 미지근한 물로는 효과가 반감된다. 뇌의 송과선을 자극하여 멜라토닌의 분비를 촉진시키기 위해서는 뜨거운 물이어야 한다. 입욕이 번거로우면 뜨거운 물로 샤워라도 하면 멜라토닌의 분비량이 많아져 푹 잠들 수가 있다.

5 l 장뇌 호르몬은 정보 처리 능력을 높인다

우리가 눈과 귀를 통해 받아들인 정보를 처리하고 계산 작업을 담당하는 것은 대뇌의 신경 세포이다.

컴퓨터가 매우 작은 전자를 사용해 정보를 처리한다면, 신경 세포는 나트륨이나 칼륨, 염소 등의 이온이 발생시키는 전류를 이용해 정보를 처리한다. 그때 신호는 신경 섬유 속을 대단히 빠른 속도로 지나 전달되는데, 이 활동을 활성화해 주는 호르몬이 대뇌피질에 대량 들어 있는 혈관 활성 장 펩티드(VIP)이다.

이 호르몬은 원래 소장에서 발견된 것으로 뇌, 특히 대뇌피질에 많이 양이 분포되어 있음이 나중에 밝혀졌으며, 이런 호르몬을 장뇌(腸腦) 호르몬이라고 부른다.

장뇌 호르몬은 장 안에서 소화관의 모세혈관을 확장시키지만 뇌 안에서도 같은 작용을 하여, 그 결과 뇌내 혈액 순환이 좋아지고 신경 세포가 활성화되어 정보가 순조롭게 처리된다. 이렇게 해서 장뇌 호르몬은 간접적으로 대뇌의 활동을 원활하게 하여 계산력을 높이는 작용을 갖고 있는 것이다. 게다가 장뇌 호르몬을 쥐의 뇌에 주사하면, 기쁨을 만드는 호르몬인 도파민이 넘칠 때와 같은 상태가 되어 쥐는 흥분하여 분주하게 움직인다는 흥미로운 사실이 밝혀졌다.

인간의 뇌에서도 정보 처리 능력이 향상됨과 동시에 이 흥분이 새로운 창조력의 근원이 되고 있는 것이 아닌가 하고 생각된다.

6 | 창조력을 키우는 도파민

도파민은 우리의 창조력을 발휘시키는 최고의 신경 전달 물질이다. 어류의 뇌에는 도파민이 존재하지 않지만, 포유류로 진화하면 시상하부를 이용하는 운동 영역에서 도파민이 쓰인다. 한 걸음 나아가 인간의 대뇌피질에서는 도파민이 대량 분비되어 창조력을 발휘하기에 이른다. 말하자면 도파민은 '인간이 스스로 만들어 내는 능력 개발제'인 것이다. 이것이 다른 동물과 결정적으로 다른 점이다. 그림을 그리는 원숭이가 있다면, 그 원숭이는 도파민이 과잉 분비되고 있는 것으로 짐작해 볼 수 있다.

도파민의 분비선은 정신 활동을 관장하는 대뇌피질의 연합령(대뇌피질에는 신체 각 부분에서 전달되어 오는 정보를 받아들이는 감각령, 운동 지령을 내보내는 운동령이 있는데, 그 사이에 있으며 정보를 처리하는 통합 작용이 이루어지는 영역이 연합령이다 : 옮긴이)이라는 부분에 가장 많이 분포되어 있다. 여기에 있는 A10신경은 다른 신경에 비해 특히 통로가 넓기 때문에 많은 양의 도파민을 내보낼 수 있다. 그러므로 창조력을 높이기 위해서는, 즉 도파민이 계속 분비되도록 하기 위해서는 이 A10신경을 활성화하면 된다.

이 신경은 '쾌감 신경'이라고도 불리는데, 심신이 편안해지면 도파민의 분비량이 점차 증가한다는 사실이 밝혀졌다.

A10신경을 활성화시키는 방법은 다음과 같다.

첫째 가능한 한 잡념을 없앤다, 둘째 스트레스가 있는 불쾌한 환경에서는 창조성이 요구되는 활동을 피한다, 셋째 창조 활동을 하기 전에 즐거운 일이나 기쁜 일을 떠올린다, 넷째 자기 자신을 칭찬한다, 같은 것들이다.

이를테면 이른 아침 조용한 장소에서 좌선을 하는 것도 좋은 방법이다. 단, 보통의 좌선처럼 머릿속을 비우는 것이 아니라 즐거운 일을 많이 연상하는 것이다. 그러면 A계 신경이 활기차게 되어 도파민이 충분히 분비된다. 그러고 나서 창조 활동을 시작하면 의외의 성과를 얻을 수 있다. 또 술이나 담배, 차의 효용을 간과할 수 없다. 이들 기호품은 한결같이 A10신경을 활성화하여 스트레스 해소의 효능을 지니고 있다. 하지만 도가 지나치면 알코올 의존증이나 니코틴 중독을 일으키니 주의가 필요하다는 것은 누구나 아는 사실이다.

지금까지 설명한 것 외에 도파민은 뇌의 쾌감을 증가시킴으로써 불쾌한 일을 잊게 하는 유용한 작용을 한다. 도파민이 안겨 주는 쾌감이 부정적인 기억의 뿌리를 뇌세포에서 없애 버리기 때문이다.

심리학자이자 정신 분석의였던 프로이트는 "망각은 쓰라린 기억을 무의식에 억제하는 작용이다"라고 했다. 그런 의미에서 도파민은 우리에게 '내일을 살아갈 양식'을 주는 호르몬이라고 할 수 있다.

7 | 의욕을 북돋워 주는 호르몬

우리는 어떻게 해서 의욕을 느끼거나 뭔가를 하고자 하는 마음이 드는 것일까?

인간은 대뇌의 전두엽을 상실하면 사고할 의욕을 잃어버린다. 그런 까닭에 지금껏 전두엽은 의욕의 중추로 여겨져 왔다. 그러나 최근 대뇌변연계의 측좌핵이라는 기관이 의욕의 샘이라는 사실이 밝혀져 주목받고 있다. 이 조그마한 기관에는 주로 시상하부에서 분비되는 갑상선 자극 호르몬 방출 호르몬(TRH)이라는 호르몬의 수용체, 즉 안테나가 많이 분포되어 있다. 이 안테나에 TRH가 반응함으로써 뇌가 자각하여 의욕이 생기는 것이다.

인간은 실의에 빠져 있을 때 누구나 '나는 이제 틀렸어'라고 비관적인 생각을 하는데, 이런 경우 TRH 안테나의 감도가 둔해져서 TRH의 활동이 최저 수준으로 떨어져 있는 것이다. 하지만 직장 상사로부터 '이 일은 자네에게 맡길 테니 한번 열심히 해보게'라는 말을 들었다고 가정해 보자. 그것을 계기로 뇌가 기분 좋게 눈을 뜨고 안테나의 감도가 좋아져 단숨에 TRH가 활발해진다.

뇌내에서 TRH가 활동하기 적합한 환경을 만들려면 무엇보다도 충분한 수면이 필요하다. 수면과 각성은 동전의 앞뒤와 같은 관계여서 한쪽이 흐트러지면 다른 한쪽도 흐트러진다. 말하자면 두 리듬이 잘 맞아야 비로소 TRH가 순조롭게 작용하는 것이다.

8 I 불굴의 정신을 만드는 노르아드레날린

노르아드레날린이 심신을 분발케 하는 '분노의 호르몬'이라는 것은 제3장에서 말했다. 도무지 앞날을 예상할 수 없는 괴로운 상황 속에서도 노르아드레날린만은 고군분투한다. 해결할 수 없는 문제가 있으면 있을수록 왕성하게 분비된다.

이런 재미있는 실험이 있다. A, B 두 마리의 쥐를 각각 다른 상자에 넣는다. 양쪽 상자 모두 램프가 켜져서 벨이 울리면 전기 쇼크가 가해지도록 만들어져 있는데, A쥐의 상자에서는 스위치를 내리면 전기 쇼크를 피할 수 있지만 B쥐의 상자는 전기 쇼크를 피할 수 없는 구조로 되어 있다.

이 상태에서 전기 쇼크를 가하면 쥐는 어떻게든 필사적으로 도망치려고 한다. 마침내 A쥐는 스위치를 내려 전기 쇼크를 멈출 수 있는 기술을 익힌다. 그러나 B쥐는 전기 쇼크를 멈출 방법이 없다는 것을 알게 되면 기진해서 아무것도 하지 않는다. 이 실험을 21시간 동안 계속한 다음 두 쥐의 뇌내 노르아드레날린의 방출량을 조사해 본 결과, 기술을 익히기까지는 A쥐의 방출량이 많았으나 기술을 익힌 다음에는 반대로 B쪽의 방출량이 많았다.

즉 어려운 문제를 해결하기까지는 노르아드레날린이 왕성하게 분비되지만, 일단 해결 방법을 알아내고 나면 현저하게 감소되는 것이다. 구체적으로 말하자면, 사명을 다한 노르아드레날린은 분해 효소에 의해 분해되거나 혈액 속에 씻겨 들어가 사라지는 것이다.

9 | 긴장을 극복하는 아드레날린

중압감을 이겨 내려면 아드레날린을 잘 조절하면 된다. 아드레날린은 중압감을 느낄 때 유난히 많이 분비되는데, 많은 호르몬 중에서 비교적 통제하기 쉬운 호르몬이다. 아드레날린이 분비되면 에너지의 원천인 포도당은 단번에 증가하고 동시에 자율 신경을 각성시켜 투지를 돋워 준다. 긴장하면 가슴이 두근거리고 손이 떨리는 것은 모두 이 때문이다.

앞에서 말했듯이, 일류 프로 선수들은 이 점을 잘 알고 있어 기회가 오면 스스로 의욕을 불러일으켜 아드레날린이 충분히 분비되도록 만드는 것 같다. 프로레슬링 선수가 파이팅 포즈를 취하고 배구에서 선수들이 둥글게 모여 파이팅을 외치는 것은 나름대로 이유가 있는 것이다.

이 호르몬이 가진 또 하나의 특징은 긴장하면 금세 분비되지만 매우 빨리 없어진다는 점이다. 그러므로 이미 언급했지만, 긴장하여 아드레날린이 너무 많이 분비된다는 생각이 들면 과잉 반응을 하기 전에 조금 시간을 두고 아드레날린이 저절로 소멸하기를 기다린다.

아드레날린의 조절은 중압감을 이기기 위한 필수 조건이다. 아드레날린은 누구나 나름대로 조절법을 터득하고 있으며 위기에 봉착했을 때 마음 든든한 원군이 되어 준다. 언제나 아드레날린이 내 편이라고 생각하면 중압감조차 쾌감으로 바뀔 수 있다. 하지만 잘못 사용하면 무서운 결과를 낳을 뿐 아니라 경우에 따라서는 죽음으로 몰아넣을 위험이 있다. 항상 다른 사람에 대해 잔소리를 하고 사소한 일에 트집을 잡는 사람은 화를 내면 낼수록 아드레날린이 더 많이 분비되어 그것이 혈압을 상승시키고 그렇게 되면 뇌와 심장에 과도한 부담을 주게 되는 것이다. 하찮은 일로 화를 내거나 초조해 하는 사람은 스스로 수명을 단축하고 있는 셈이라고 말할 수 있다.

10 | 뇌내 호르몬을 활성화하는 명상

어느 텔레비전 프로그램에서 25세의 젊은 나이에 사상 최초로 일본 장기 7관왕이 된 하부 요시하루의 뇌파를 조사해 본 적이 있는데, 다음과 같은 사실이 밝혀졌다. 그는 장기판 앞에 앉으면 긴장하기는커녕 도리어 마음이 편안해지고, 뇌파는 명상할 때처럼 알파파 상태가 된다. 그가 젊은 나이에 그렇게 다관왕이 될 수 있었던 비밀은, 다른 기사들이 흉내낼 수 없는 그런 마인드 콘트롤에 있었던 것이다.

조용히 앉아 우주의 이미지를 떠올리며 잡념을 없애고 마음의 세계를 넓혀 심신을 다스리는 것이 명상이다. 명상의 기본은 한때 붐을 일으켰던 기공과 같아 호흡, 자세, 마음이라는 3가지 요소를 다듬어 나가는 데 있다. 이 가운데 마음을 다스리는 것에 중점을 두는 것이 다름 아니라 명상으로, 명상으로 마음이 안정되면 쾌감 영역이 순식간에 확대된다. 그것이 결국 뇌의 활동을 활발하게 만들어 우리에게 사고력과 상상력을 샘솟게 해주는 것이다.

장기판 앞에 앉은 하부 요시하루의 뇌 안에는 도파민이 넘쳐 나고 있을 것임에 틀림없다. 그만의 독특한 묘수는 어쩌면 도파민이 만들고 있는지도 모른다.

이같이 호르몬은 인간의 정신과 매우 밀접한 관계를 갖고 있으며 밀접한 만큼 균형이 깨지기 쉬워 현대인에게는 적절한 호르몬 콘트롤이 필요하다.

또 스포츠계에서 자주 이용되는 이미지 트레이닝이라는 것은 연습할 때 자기가 경기에서 이기는 장면을 상상하여 머릿속에 새겨 넣어 두었다가 정말 시합에 임한 순간 그 이미지대로 몸을 움직이는 것이다. 이 역시 명상을 응용한 것이라고 볼 수 있다.

우리의 건강을 위해 이를 모방한 이미지 요법을 생각해 볼 수 있다. 이를테면 나중에 설명할 내츄럴 킬러 세포(면역 반응에 의해 체내에서 만들어지는 세포 : 옮긴이)가 체내에서 암 세포를 퇴치하는 것을 상상해 본다. 세포 자체는 마음속에 그리기가 어려우므로 게임에서 사용하는 말로 바꾸어 연상해 보아도 상관없다. 실제로 이 이미지 요법을 계속한 암 환자들 중 상당수 환자의 암이 더 이상 진행되지 않았다는 사례가 보고된 적이 있다.

11 | 뇌내 호르몬 분비를 촉진하는 향기

이미지 요법은 호르몬 분비에도 응용할 수 있다. 만약 지금 당장 반짝이는 아이디어가 필요하다면 뇌 안에 도파민이 샘솟는 장면을 상상해 보자. 틀림없이 효과가 있을 것이다. 평소에 명상으로 이미지를 만드는 훈련을 해두면 이렇게 필요할 때마다 적절하게 응용할 수 있다. 마음을 안정시키면 뇌내의 신경 전달 물질에도 여러 가지 이득을 가져온다.

향기를 이용하는 방법도 있다. 인도에서는 명상을 할 때면 반드시 향을 피우는데, 향 냄새가 후각 중추를 기분 좋게 자극해서 평온한 마음을 만들어 주기 때문이다. 향기는 이를테면 엔도르핀 같은 뇌내 호르몬의 분비를 촉진하여 고통을 완화하고 쾌감을 가져온다. 얼마 전부터 각광받고 있는 향기 요법에는 이 같은 효능이 숨겨져 있다.

엔도르핀은 내츄럴 킬러 세포에 기운을 돋워 주므로 엔도르핀의 분비량이 많아지면 체내 면역력이 향상한다. 이 내츄럴 킬러 세포는 암 세포를 퇴치하는 등 면역 기구 중에서도 특히 중요한 일을 하고 있다.

12 I 스킨십은 호르몬 분비를 촉진한다

미용실에서 두피 마사지를 받으면 머리가 맑아지고 기분이 상쾌해진다. 호르몬으로 말하면, 기분 좋은 자극에 의해 뇌의 시상하부가 활발하게 작용하기 때문이다.

침술은 이 원리를 의학적으로 체계화한 것이다. 몸 속의 경혈을 직접 자극해서 자율 신경을 활발하게 함으로써 시상하부에 작용하여 체내 호르몬의 분비를 향상시킨다. 사실 앞에서 말한 명상에서도 이 경혈에 해당되는 곳이 있다. 요가의 행자(行者)가 명상을 할 때, 정신을 집중시키는 급소인 차크라(회음부에서 머리끝까지 각 부분에 존재하는 에너지 집결부, 즉 기의 통로 : 옮긴이)라고 불리는 부분이다. 더욱이 차크라의 대부분이 호르몬을 분비하는 내분비선과 일치한다고 한다.

그것이 사실이라면 경혈은 호르몬을 솟게 하는 샘이라는 말이 된다. 뇌에 유익한 호르몬을 많이 분비하고 싶다면 시상하부에 대응하는 정수리의 차크라에 정신을 집중하면 된다.

또 호르몬의 분비에는 스킨십이 매우 중요하다. 쓰다듬거나 어루만지는 행위는 자율 신경의 활동을 활발하게 하여 시상하부의 호르몬 분비를 왕성하게 만든다. 그러므로 자녀와의 친밀감 있는 스킨십은 자녀의 뇌내 호르몬 분비를 활발하게 하여 그만큼 두뇌의 작용이 좋아진다고 생각된다.

13 | 뇌내 신경 전달 물질을 향상시키는 호흡법

기공 붐이 분 이후 기공을 전문으로 하는 병원이 한때 눈에 띄었었다. 기공은 중국 4천 년 역사가 길러 낸 비전의 건강법이다. 서양 의학은 병을 낫게 하는 치료 의학인 데 반해, 이것은 병에 걸리지 않게 하는 건강 증진, 이른바 양생 의학의 하나이다. 기는 우주에 가득하다고 여겨지며, 기공의 세계에서는 생명의 근원 물질이 인간의 체내와 우주 사이를 끊임없이 순환하고 있다고 생각한다. 따라서 건강이 손상되는 것은 이 순환이 막혀서 체내의 기에 과부족이 생기기 때문이라고 한다. 이 어그러진 기의 순환을 바로잡는 것이 기공에서 말하는 자연 치유 원리이다.

기공의 기본은 호흡, 자세, 마음의 3가지이다. 그중에서 특히 호흡은 '천연 진정제'라고 불릴 만큼 중요하다. 호흡은 우리의 정신 상태를 나타내는 가장 알기 쉬운 척도인데, 긴장하면 무엇보다 먼저 호흡이 얕고 짧아진다. 그러나 심호흡을 하면 저절로 마음이 안정되고 머리가 맑아진다. 이렇게 보면 호흡이 실로 신비로운 생체 활동임을 납득할 수 있다.

기공의 호흡법에서 가장 주목할 만한 것이 호르몬의 하나인 뇌 안의 신경 전달 물질에 미치는 효과이다. 기공의 호흡법을 실천하면, 신경 전달 물질의 일종인 혈관 활성 장 펩티드(VIP)라는 장뇌 호르몬의 분비가 왕성해지고 그러면 뇌 안에서의 정보 전달이 원활해진다. 곧 신경 세포에서 다른 신경 세포로 정보가 전달되는 속도가 한층 빨라지는 것이다. '두뇌 회전이 빨라진다'라는 말은 이것을 두고 하는 말임에 분명하다.

기공의 호흡법에는 몇 가지 방법이 있다. 기본은 몸의 힘을 빼고 숨을 천천히 내쉬는 것으로, 여기에는 특별한 기술이 필요 없다. 기공이라고 하면 태극권과 같은 동작을 수반하는 것으로 오해하기 십상이지만, 그런 동작이 전혀 필요 없는 것도 있다. 아침 일찍 상쾌한 공기 속에서 우주의 기를 체내에 가득 받아들인다. 바빠서 아침 시간을 가질 수 없는 비즈니스맨은 점심 시간에 옥상에 올라가 해보는 것도 좋은 방법이다. 언제 어디에서든 마음만 먹으면 뇌내의 신경 전달 물질을 향상시킬 수 있다.

또 기공은 불임에 효과적이라고 한다. 원래 난자의 성장이나 배란의 메커니즘을 정상적으로 유지하는 데 필요한 호르몬의 분비는 시상하부나 뇌하수체가 통제하고 있다. 기가 체내에 원활하게 순환되기 시작하면, 이 기관들이 자극을 받아 호르몬의 분비가 왕성해진다고 생각할 수 있다. 그에 의해 자궁이나 난관의 기능이 좋아져 임신 가능한 몸으로 바뀌는 것이다.

14 | 아내를 돕는 남편은 뇌가 활성화한다

'가사 노동은 뇌를 활기 있게 만든다.'

이런 의외의 사실이 미국에서는 이미 실증되었다. 실제로 가사 시간이 긴 미국 남성에게는 치매 발병률이 적다고 알려져 있다. 미국의 일반 가정에서는 아내가 식사 준비를 하고 남편이 설거지를 하는 모습을 쉽게 볼 수 있다.

집안일은 스포츠와 비교할 수 없을 정도의 가벼운 노동이지만, 뇌역시 신체의 일부이므로 적당히 몸을 움직임으로써 활성화하는 것이다. 가벼운 노동은 근육을 지배하는 신경을 활발하게 만들고, 그것이 호르몬 분비의 중추인 시상하부를 경유하여 다양한 호르몬의 분비를 촉진한다. 이렇게 해서 신경의 말초에서는 노르아드레날린이, 부신수질에서는 아드레날린이, 부신피질에서는 코르티솔이 분비되는 것이다. 이 호르몬들은 뇌를 각성시키고 적당한 피로와 숙면을 가져다 준다.

또 적당한 운동은 건강에 해로운 스트레스를 발산시켜 장수할 수있는 신체 조건을 만들어 준다. 아무것도 하지 않고 가만히 있는 것보다 적당히 몸을 움직이는 편이 피로 회복이 빠르다고 한다. 움직이는 것이 도리어 휴식이 된다고 하면 이상하게 생각할 수 있으나, 본래 우리의 몸은 적절한 자극을 주지 않으면 자신도 모르는 사이에 녹슬어 버리게 되어 있다. 그리고 녹스는 것을 방지해 주는 것이 바로 우리 몸 속의 호르몬이다.

그런 의미에서 가사 노동은 뇌와 몸에 도움이 되는 호르몬을 분비시키는 운동량의 또 하나의 기준이 된다. 가정에서 아내를 도우며 시상하부에 적당한 자극을 주어 매일 호르몬의 활동을 활발하게 만들면 치매에도 안 걸리고 건강해진다니 그야말로 일거양득이 아닐 수 없다.

15 I 이성과의 만남은 뇌를 젊게 만든다

'사랑은 회춘의 묘약'이라는 말이 있다. 호르몬으로 보면, 이성으로부터 받는 자극이 뇌의 호르몬을 활성화시키는 것으로 볼 수 있다.

최근 노화 현상을 지연시키는 호르몬으로 주목받고 있는 디히드로에피안드로스테론(DHEA)나 테스토스테론 등의 남성 호르몬이 있다. 이 호르몬들은 뇌하수체에서 분비되는 생식선 자극 호르몬이 체내의 콜레스테롤에 작용하여 생성된다. 다시 말해 이 과정에서 생식선 자극 호르몬이 많이 분비되면 노화를 늦출 수 있으며, 이성으로부터의 심리적 · 물리적 자극이 훌륭한 약이 되는 것이다.

실업계에서 잉꼬 부부로 유명했던 M씨의 이야기를 해보겠다. 그는 불의의 사고로 사랑하는 아내를 잃어버리자 이내 치매가 시작되어 일을 하지 못하고 집 안에 틀어박혀 있기가 일쑤여서 가족들에게 근심을 안겨 주었다. 그래서 나는 화제가 된 영화 「쉘 위 댄스?」에서 힌트를 얻어 상담하러 온 딸에게 M씨를 사교댄스 모임에 모시고 나가 보라고 제안했다. 딸의 간곡한 권유 때문에 M씨는 가까스로 응했다. M씨는 그 모임에서 자신처럼 배우자를 잃은 여성을 만나 교제를 하게 되었는데, 얼마 지나지 않아 그의 치매가 치유된 것이다.

다른 사람과의 접촉은 호르몬 분비를 촉진히여 치매와 같은 노화 현상을 지연시킨다. 멋진 이성과 이야기를 하거나 함께 차를 마시면 뇌가 생기를 유지한다. 결론적으로 말해 나이를 먹을수록 사랑을 하는 것이 좋다는 뜻이다.

16 | '독서의 계절 가을'은 호르몬 리듬이 만든다

뇌와 성호르몬의 놀라운 관계에 대한 이야기를 또 하나 하겠다.

다음에 설명할 체내 시계와 마찬가지로 뇌는 리듬을 갖고 있다. 눈으로부터 교감 신경을 통해 받아들인 빛을 뇌의 송과선이 읽어 내고, 그 양에 따라 호르몬을 분비시킴으로써 독자적인 리듬을 만든다.

1년을 이 리듬의 사이클로 보면 퍽 흥미로운 사실을 발견할 수 있다. 성호르몬의 분비가 뇌의 리듬에 커다란 영향을 미친다는 것이다. 일반적으로 포유류의 성호르몬 분비가 왕성해져 발정기를 맞는 것은 2~8월, 즉 봄에서 여름에 걸친 시기이다. 이 시기가 되면 동물은 거칠어지거나 성급한 행동을 하는데, 에너지가 몸 쪽으로 흘러가 머리에 피가 돌지 않게 되는 것이다.

사실 같은 포유류인 인간의 뇌 역시 에너지가 충분히 뇌에 미치지 못하기 때문에 이 시기에는 성호르몬의 영향으로 활동이 나빠진다. 인간에게는 발정기라는 것이 없다고 하지만, 뇌의 활동에 관한 한 그 흔적이 뚜렷이 나타나는 것이다.

이에 비해 성호르몬이 억제되는 가을부터 겨울에 걸쳐서는 뇌에 에너지가 골고루 미친다. 그래서 사물을 깊이 사고하거나 학습 능력을 높이기에 적합한 계절이라고 할 수 있다. 흔히 가을을 '독서의 계절'이라고 한다. 그리고 이것은 호르몬으로 볼 때도 딱 들어맞는 말이다.

17 | 마음의 병을 이기는 호르몬 활성 3S

계절의 변화와 마찬가지로 태양 등 자연의 혜택은 호르몬에 커다란 영향을 준다. 감소되면 우울증을 일으키는 세로토닌을 예로 들어 보자. 세로토닌은 햇빛을 충분히 쬐면 확실히 많이 분비된다. 왜 그럴까?

그 수수께끼를 풀기 위해 우선 우리의 몸에 갖추어져 있는 체내 시계에 대해 이야기하겠다. 한마디로 말하자면, 체내 시계란 우리의 신체 리듬을 일컫는다. 지구의 자전과 약 1시간의 차이가 있고 25시간 사이클이다. 이 리듬을 관장하는 것이 눈의 바로 뒤쪽에 있는 시교차상핵 또는 SCN이라고 불리는 신경 세포의 집단이다. 이 SCN 신경 세포가 12시간마다 뇌의 스위치를 온·오프 하면서 25시간이라는 체내 시계의 사이클을 만들고 있는 것이다.

이 리듬은 각종 호르몬의 분비에 영향을 미친다. 이를테면 눈이 외부의 빛을 인식하면 신경을 통해 SCN세포에 오프의 전령을 보낸다. 그러면 뇌의 호르몬 분비 기관의 가동이 정지하여 호르몬이 생성·분비되지 않는다. 그로부터 12시간 뒤, 다시 말해 외부로부터 빛이 차단되는 밤이 되면 생성 재개의 명령이 전해져 호르몬의 분비가 시삭된다.

그런데 낮에 햇볕을 듬뿍 받지 못했거나 밤에 제대로 잠을 자지 못했다면 어떻게 될까? 온·오프의 전환이 순조롭게 이루어지지 않아 체내 시계에 이상이 생기고 만다.

최근 사회 현상으로 문제가 되고 있는 어린이들의 등교 거부는 바로 이 체내 시계의 이상이 일으킨 우울증 증상일 가능성이 높다. 특별한 이유 없이 오늘은 학교 또는 회사에 가고 싶지 않다는 생각은 누구나 한두 번쯤은 해보는 생각이다. 그러나 그 정도가 심해지면 하루 종일 자기 방에만 틀어박혀 있게 되고, 그래서 낮과 밤이 바뀐 생활을 하여 불면증에 빠지기도 한다.

18 | 어설픈 약보다 나은 햇빛

요즘은 다음과 같은 고민을 호소하는 환자들이 심심찮게 있다.

컴퓨터 회사에 근무하는 A씨는 이렇게 털어놓았다.

"저는 정신적으로 그다지 약한 편이 아니에요. 회사를 위해서라면 잠자는 것도 쉬는 것도 잊고 열심히 해왔습니다. 지금 당장에라도 회사에 가야 한다고 생각은 하는데, 몸이 도저히 말을 듣지 않는 겁니다."

잠을 이루지 못하는 밤이 그다지 드물지 않았던 편이라 처음에는 신경 쓰지 않았지만, 잠이 들면 불쾌한 꿈을 꾸고 진땀을 흘린다고 했다. 퇴근 후 마시는 술의 양이 점차 늘고 가족과 대화하는 것이 귀찮아지고 홀로 방에만 있게 되더니 어느 날 문득 정신을 차리고 보니 회사에 갈 수 없는 몸이 되어 있더라는 것이다.

이야기를 들으며 A씨를 관찰해 보니 낮 동안 햇빛을 쬐지 못하고 있어 얼굴이 창백했다. 그래서 나는 낮에는 될 수 있는 한 밖에 나가 햇빛을 쬐고 밤에는 어두운 곳에서 푹 잠을 자도록 조언했다. A씨는 빛을 쬐라는 나의 조언에 인공 조명이라도 상관없을 거라고 생각한 모양인데, 호르몬을 충분히 분비시키기 위해서는 태양의 빛이 가장 효과적이다.

사실 인공 조명을 받은 쥐보다 태양의 빛을 받은 쥐 쪽이 호르몬의 분비 수준이 훨씬 높다는 것이 입증되었다.

중국의 어느 의학서에 이런 말이 있다.

"직사 일광을 받으면 생체 유지에 필요한 진액이 분비되어 뇌는 커다란 은혜를 입을 수 있다."

중국의 현인들은 햇빛과 호르몬의 관계를 알고 있었던 것이 분명하다. 햇빛은 어설픈 약을 복용하는 것보다 상당한 효과를 기대할 수 있는 훌륭한 약이다.

19 | 숙면을 위한 호르몬 법칙

밤에 잠을 잘 자기 위해서는 낮에는 열심히 일하고 적당한 운동을 하며 낮잠을 너무 오래 자지 않아야 한다. 그래도 밤에 도무지 잠을 이룰 수 없을 때는 다음과 같은 자기 암시법을 시도해 보면 도움이 된다. 이것은 미국의 정신과 의사 슐츠 박사가 제창한 공식이다.

① 오른팔이 무겁다.
② 오른팔이 따뜻하다.
③ 심장이 규칙적으로 조용히 뛰고 있다.
④ 편하게 호흡하고 있다.
⑤ 위 주변이 따뜻하다.
⑥ 이마가 시원하다.

여기에 나열한 상태는 우리가 잠들어 있을 때의 이상적인 심신의 모습을 표현한 것이다. 눈을 감고 한 항목에 3분 정도의 시간을 두고 이 6가지 항목을 순서대로 되풀이해서 마음속에 그려 본다. 그러면 푹 잠들 수 있게 되고 호르몬의 분비도 고조된다.

이처럼 몸에 좋은 호르몬을 활성화시키기 위해서는 앞에서 언급했던 햇빛과 수면이 반드시 필요하다. 다음에 설명할 음악을 포함해서 이 3가지를 호르몬 활성화를 위한 3S라고 부른다는 것은 이미 설명한 대로이다.

20 I 호르몬 분비를 촉진하는 음악의 감동

정신적인 긴장 완화는 몸에 이로운 호르몬을 많이 분비시켜 준다. 호르몬을 분비하게 하는 사령탑인 뇌의 시상하부는 긴장을 푼 편안함을 몹시 좋아하기 때문이다. 이러한 상태를 조성해 주는 것으로 주목할 만한 것이 음악의 효용성이다.

음악은 인류 공통의 언어로서 누구에게나 감동을 준다. 흔히 '영혼이 뒤흔들린다' 라는 표현을 쓰는데, 이것은 감각 중추를 통해 뇌에 음악이라는 영양분이 듬뿍 흡수된 상태를 말한다. 그렇게 되면 몸에 좋은 호르몬이 충분히 분비된다. 음악 중에서도 효과적인 것이 클래식이다. 350여 년 전부터 몇 세기를 거쳐 현대까지 변함없이 사랑받고 있는 것이 클래식 음악이다. 이 아름다운 음악은 어떤 사회나 문화 하에서나 우리의 보편적이고 기본적인 감정을 어루만진다. 그리고 갖가지 정감과 감정에 풍부한 충격을 준다.

영화에서도 배경 음악이 때로는 보는 사람을 감동으로 이끄는 것은 모두가 잘 아는 사실이다. 데이비드 린 감독의 명화 「밀회」나 마릴린 몬로가 주연한 영화 「7년 만의 외출」에서 흐르던 라흐마니노프의 「피아노 협주곡 제2번」은 특히 유명하다. 또 루키오 비스콘티 감독의 「베니스에서의 죽음」에서는 영화 내내 말러의 「교향곡 제5번 4악장 아다지에토」를 들을 수 있다.

21 | 행복한 기분을 만들어 주는 음악을 듣는 방법

이런 음악을 들을 때 우리의 뇌 안에는 잠을 부르는 세로토닌이나 기쁨의 호르몬인 도파민이 대량 분비된다. 그렇게 되면 마음과 몸에는 순식간에 윤기와 활력이 넘쳐흐른다. 일반적으로 '행복한 기분'이라고 할 경우에는 도파민이 뇌 안에 많이 분비되어 있다. 그리고 온화하고 기쁨이 가득한 마음은 그대로 얼굴의 표정이 되고 다정한 언동으로 나타난다.

이처럼 몸에 좋은 호르몬을 분비시켜 상쾌한 기분이나 안정감을 선사해 주는 것 가운데 하나가 클래식 음악으로, 이런 효과를 가져오는 명곡은 얼마든지 있다.

예를 들어 도파민을 충분히 분비시켜 생기 넘치는 마음을 만드는 데는 드보르자크의 「현악 4중주곡 아메리카」나 모차르트의 「교향곡 제40번」이 좋다. 쇼팽의 「영웅 폴로네즈」는 뇌를 각성시키고 개운치 않은 기분을 말끔히 가시게 해준다. 또 우울증에는 앞에서 말한 말러의 「교향곡 5번 4악장 아다지에토」를 듣고 이어서 바흐의 「브란덴부르크 협주곡 제5번」을 듣는 등의 프로그램이 가장 적합하다.

이렇게 여러 곡을 편성해서 듣는 프로그램은 음악 요법으로서 미국과 유럽에서 이미 많이 이용되고 있다.

이러한 목적을 갖고 음악을 들을 경우 맨 처음에는 현재의 기분 상태에 맞는 곡을 선택해야 하는데, 이것이 음악 요법의 핵심이다. 그러고 나서 점차 즐겁고 밝은 곡 또는 마음을 누그러뜨려 주는 곡을 듣는 식으로 지향하는 방향에 따라 바꾸어 가는 것이다.

왜냐하면 울적하다고 해서 갑자기 기운이 솟는 음악을 들어도 마음이 전혀 받아들이지 않기 때문이다. 오히려 점점 더 마음을 닫게 되는 수가 있다. 그래서 처음에는 울적한 기분에 어울리는 「아다지에토」처럼 약간 어둡고 나른한 곡부터 시작하여 파장을 맞추고 나서 서서히 밝은 곡으로 옮아가는 프로그램이 좋다.

요즘에는 이 음악 요법을 위한 CD가 시중에 나와 있어 가정에서 호르몬을 활성화시키는 데 이용할 수 있다.

물론 음악을 듣는 것만으로도 충분한 효과를 얻을 수 있지만, 한 발 더 나아가 때로는 직접 노래해 보는 것 또한 도움이 된다. 노래를 부르는 것은 단지 울적한 기분을 발산시켜 줄 뿐 아니라 뇌내 호르몬의 관점에서도 뛰어난 분비 효과를 갖고 있다. 다만 이때 역시 처음에는 현재의 기분에 맞는 곡부터 시작해야 한다는 점을 잊어서는 안된다.

목적별 음악 선택

불면증을 위한 음악 요법

라벨「물의 장난」/ 베토벤「바이올린 협주곡 제2번 로망스」/ 쇼팽「전주곡 제2번」/ 드뷔시「꿈」「물의 반영」/ 포레「달빛」/ 멘델스존「한여름 밤의 꿈」중「야상곡」/ 글룩「정령들의 춤」/ 슈만「어린이의 정경」중「트로이메라이」/ 바흐「골트베르크 변주곡」

아침에 잠에서 깨기 위한 음악 요법

보로딘「중앙아시아의 초원에서」/ 그리그「페르귄트」중「아침」/ 베토벤「교향곡 제6번 전원 1악장」/ 슈베르트「교향곡 제8번 미완성 2악장」/ 쇼팽「레실피드(바람의 정)」/ 비발디「조화의 영감」중「바이올린 협주곡 제6번 1악장」/ 크라이슬러「아름다운 로즈마리」/ 보케리니「미뉴에트」/ 요한 슈트라우스「빈 숲 속의 이야기」/ 레하르「금과 은」

두통을 위한 음악 요법

쇼팽「환상 폴로네즈」/ 베토벤「피아노 소나타 제14번 월광 1악장」/ 드보르자크「유모레스크」/ 거슈윈「파리의 아메리카인」/ 사티「짐노페디」/ 바흐「전주곡과 푸가 E단조」/ 헨델「라르고」/ 브람스「왈츠 제16번」/ 멘델스존「무언가」중「봄의 노래」/ 비제「아를르의 여인 제2조곡」

고혈압을 위한 음악 요법

베토벤「교향곡 제6번 전원 2악장」/ 멘델스존「바이올린 협주곡 2악장」/ 드뷔시「목신의 오후에의 전주곡」「달빛」「갈색 머리의 처녀」/ 파헬벨「캐논과 지그」/ 바흐「관현악 조곡 제3번」중「아리아」/ 드보르자크「교향곡 제9번 신세계 1악장」/ 차이코프스키「호두까기 인형」중「꽃의 왈츠」

스트레스 완화를 위한 음악 요법

비발디「네 대의 바이올린을 위한 협주곡 1악장」/ 바흐「브란덴부르크 협주곡 제3번」/ 모차르트「플루트와 하프를 위한 협주곡 2악장」「교향곡 제35번 하프너 2악장」/ 알비노니「오보에 협주곡 2악장」

위장을 위한 음악 요법

멘델스존 「바이올린 협주곡 1악장」 / 비발디 「사계」 중 「봄」 / 하이든 「현악 4중주 제17번 세레나데」 / 모차르트 「아이네클라이네나흐트무지크 2악장」 / 비제 「아를르의 여인 제1조곡 전주곡」 / 쇼팽 「이별의 왈츠」 / 요한 슈트라우스 「아름답고 푸른 도나우강」

각성을 위한 음악 요법

드보르자크 「현악 4중주 제12번 아메리카 4악장」 / 쇼팽 「영웅 폴로네즈」 / 사티 「피카딜리」 / 림스키코르사코프 「스페인 기상곡」 / 하차투리안 「칼의 춤」 / 비에니아프스키 「폴로네즈」 / 생상 「하바네라」 / 사라사테 「치고이바이젠」 / 드뷔시 「어린이 세계」 중 「골리워그의 케이크워크」 / 크라이슬러 「중국의 북」

자극을 위한 음악 요법

브루크너 「교향곡 제3번 4악장」 / 무소르크스키 「전람회의 그림」 중 「난쟁이」 「닭 발 위의 오두막」 / 드보르자크 「현악 4중주 제12번 아메리카 3악장」 「피아노 3중주 제14번 1악장」 / 파가니니 「카프리치오 제24번」 / 바흐 「파르티타 제3번 4악장」 / 드뷔시 「불꽃놀이」 / 시벨리우스 「교향시 핀란디아」 / 버르토크 「피아노 소나타 작품 80 2악장」 / 브람스 「교향곡 제1번 4악장」

활력을 위한 음악 요법

요한 슈트라우스 「아침 신문」 / 모차르트 「교향곡 제40번 1악장」 / 브루흐 「바이올린 협주곡 제1번 1악장」 / 하이든 「트럼펫 협주곡 2악장」 / 드보르자크 「현악 4중주 제12번 아메리카 1악장」 「현악 6중주 제48번 3악장」 / 요한 슈트라우스 「관광 열차」 / 로시니 「현악 합주를 위한 소나타 제31번 1악장」 / 발퇴펠 「스케이터스 왈츠」

평온함을 위한 음악 요법

코렐리 「크리스마스 협주곡」 / 모차르트 「바이올린 협주곡 제3번 2악장」 / 바흐 「브란덴부르크 협주곡 제6번」 / 바버 「현악을 위한 아다지오」 / 헨델 「라르고」 / 브루크너 「교향곡 제7번 2악장」

22 | 호르몬과 향기

향기 또한 몸에 이로운 호르몬을 많이 분비시켜 준다. 클레오파트라가 장미꽃 침대에서 잠을 잤고 마릴린 몬로가 침대에 샤넬 No.5를 잔뜩 뿌리곤 했다는 일화는 널리 알려진 이야기이다. 그녀들은 이렇게 하여 기분을 고양시킨 것이다.

일반적으로 초조한 기분을 해소시켜 주는 데에는 라벤더가, 정신을 집중하는 데에는 페퍼민트가, 자신감을 회복하는 데에는 재스민이, 창의력을 솟게 하는 데에는 바질이, 정신을 안정시미는 데에는 사이프러스가 좋다고 한다. 이 향기들이 시상하부나 뇌하수체를 직접 자극하여 각종 호르몬의 분비를 촉진하는 것이다.

향기를 이용한 치료, 이른바 향기 요법은 유럽에서 꽤 오래전부터 행해져 왔다. 이를테면 장미꽃 향기를 맡으면 갑자기 표정이 온화해지고 커피나 위스키 향기를 맡으면 기억력이 향상되거나 우뇌의 혈액 순환이 좋아진다고 한다.

일본 프로 축구 J리그의 쇼난벨마레 팀은 향기를 활용한 정신 개혁 방법을 도입한 것으로 유명하다. 시합 전날 긴장되어 잠을 이루지 못할 때는 긴장 완화 효과가 있는 캐모마일 향기를 맡게 하고, 시합이 있는 경기장까지 가는 버스 안에서는 기운을 최복시키기 위해 감귤계 향기를, 하프타임 등 집중력을 필요로 할 때는 로즈마리 향기를 맡게 하여 좋은 성적을 올리고 있는 것이다.

향기의 원료는 식물의 뿌리나 꽃, 잎 등에서 추출한 에센셜 오일로, 현재 향기 요법에 사용되는 재료는 300종류 이상이다.

향기는 특히 스트레스에 대한 효능이 뛰어나다. 마음이 초조해지면 저도 모르게 신경 안정제 같은 것에 의지하기 쉬운데, 즉효성이라는 측면에서 보면 코의 점막에 직접 작용하는 향수가 몇 배나 효과적이라고 알려져 있다.

23 | 테크노스트레스에도 효험 있는 향기 요법

이런 이유로 요즘에는 불안이나 우울증 등의 치료에 약을 대신하여 향기가 적극적으로 활용되고 있다. 라벤더 향기를 맡으면 뇌에는 긴장이 풀린 편안한 마음일 때의 알파파가 나온다. 또 감귤계 향기가 감도는 실내에서 작업을 하면 스트레스가 억제되고 평상시보다 피로감이 적어져 능률적으로 작업할 수 있다. 이를테면 회사의 책상이나 컴퓨터 주위에 방향제를 놓아두면, 오늘날 문제가 되고 있는 테크노스트레스(직장에 고도의 정보 기기가 보급되어 발생하는 다양한 스트레스 : 옮긴이)를 상당히 경감시킬 수 있다.

이처럼 향기는 어지러워진 호르몬 분비를 정상으로 되돌리고, 균형이 무너진 심신을 치유하며 스트레스를 이겨 낼 수 있는 마음을 만든다. 그러나 에센셜 오일을 사용할 경우 몇 가지 주의할 점이 있는데, 과도하게 사용하면 반대로 피로감을 증폭시킬 수 있기 때문이다. 그러므로 에션셜 오일을 사용할 때는 향기 요법사나 전문가와 상담하는 것이 바람직하다.

또 최근에는 동물이나 곤충이 번식기에 분비하는 냄새, 이른바 이성을 유인하는 페로몬이라는 물질이 인간에게서도 분비된다는 것이 밝혀졌다. 원래 페로몬은 '자극해서 끌어간다'라는 의미를 가진 것으로, 호르몬의 '자극한다'라는 의미와 흡사한 어원을 가진 말이다.

인간의 경우에는 남성의 겨드랑이 아래에 있는 땀샘에서 분비되는 안드로스테론이라는 물질이 여성을 흥분시키고, 여성에게서 분비되는 안드로스테론은 남성을 흥분시킨다는 것이 발표된 바 있다.

이것의 분비량은 사춘기나 생리의 시기, 희로애락 등의 감정에 의해 미묘하게 변화한다. 최근 미국에서는 페로몬을 원료로 한 향수가 등장하는가 하면 일본에서는 페로몬이 들어 있는 넥타이가 발매되어 화제가 된 적이 있다.

호 르 몬 을 제 대 로 이 용 하 는 방 법 들

1. 호르몬을 활성화하면 기억력과 창조력을 키울 수 있을 뿐 아니라 단잠을 잘 수도 의욕을 북돋을 수도 있는데 여기에 필요한 요소에는 햇빛(Sunshine)과 수면(Sleep), 음악(Sound)의 3S가 있다. 햇빛은 어설픈 약을 복용하는 것보다 훨씬 큰 효과를 기대할 수 있는 자연의 약이며, 음악은 긴장을 완화하여 몸에 이로운 호르몬을 분비시킴으로써 몸과 마음에 활력을 준다. 또한 깊은 잠에 빠져 있는 동안 분비가 왕성해지는 호르몬이 있으므로 충분한 수면을 취해야 하는 것이다.

2. 부신피질 자극 호르몬, 바소프레신, 코르티솔은 기억력에 관련 있는 호르몬으로, 이 호르몬들을 활성화하면 기억력과 집중력을 향상시킬 수 있다. 따라서 단기 기억과 관계 있는 부신피질 자극 호르몬은 아침 4~9시 사이에 왕성하게 분비되니 이때 공부를 하면 원하는 성과를 올릴 수 있다. 또 바소프레신은 장기 기억에 관련하는데, 이를 활성화하려면 수분 흡수를 자제하고 따끈한 물로 목욕을 한다. 잠을 관장하는 호르몬 멜라토닌도 목욕을 하면 분비량이 증가하여 숙면을 취할 수 있다.

3. '쾌감의 호르몬' 도파민은 대뇌피질에서 대량 분비되어 창조력을 향상시켜 주는 작용을 하며, 갑상선 자극 호르몬 방출 호르몬이 수용체에 반응하면 우리는 뭔가를 하고자 하는 의욕을 느끼게 된다. 이 밖에 노르아드레날린은 불굴의 정신을 만들고 아드레날린은 긴장을 극복하게 하는 작용을 갖고 있다.

4. 이 호르몬들을 활성화하는 데에는 앞에서 말한 3S, 즉 햇빛, 수면, 음악 외에 향기, 명상, 스킨십, 이성과의 만남 등이 도움이 된다.

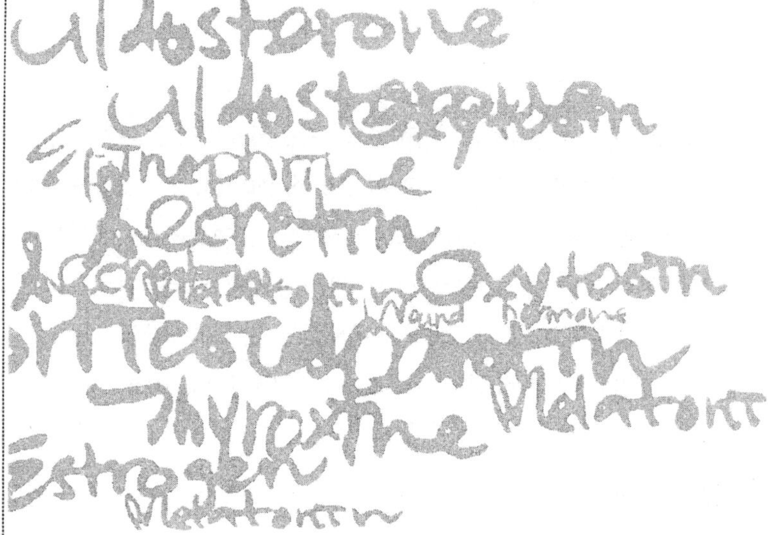

Aldosterone
Aldosterone
Epinephrine
Secretin
Secretin Oxytocin
Cortcdcorotin Melatonin
Thyroxine
Estrogen
Melatonin

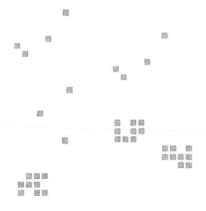

제7장

식품을 이용해 호르몬을 내 것으로 만든다

1 | 호르몬 법칙을 최대한 활용하는 식사법

당연한 말이지만 평소에 어떤 음식을 섭취하느냐에 따라 건강이 나빠지거나 증진된다. 이것은 호르몬의 분비에서도 마찬가지이다. 환경 오염이나 식품 첨가물 등 현대는 식생활 환경이 매우 악화되어 있는데, 호르몬의 입장에서 보면 몸에 이로운 것과 해로운 것을 분명히 특정지을 수 있다. 사실 호르몬의 활동을 돕거나 활성화에 유용한 음식물은 우리 주변에 의외로 많이 있다.

여기에서는 확신할 만한 호르몬 식생활 방법에 대해 이야기해 보겠다. 이를 이용하여 조금만 신경을 쓰면 개선할 수 있는 바람직한 호르몬 인생을 즐기기 바란다.

하루 세 끼 식사를 어떻게 할 것인가? 호르몬 분비에 이보다 중요한 문제는 없다. 여기에서는 3가지 요소를 꼽겠다.

식사를 하면 체내 혈당치가 올라가고 이것을 낮추기 위해 췌장에서 인슐린이 분비된다. 그런데 한 끼를 거르고 그것을 보충하겠다고 다음번에 폭식을 하면 혈당치가 급격히 올라가서 인슐린이 대량으로 분비되고, 그렇게 되면 저혈당 상태에 빠지기 쉽다. 그리고 기분이 우울해지는 등 정신적인 불균형 상태에 이를 수 있다.

규칙적인 식사가 얼마나 중요한지는 이처럼 혈당치 하나만 보아도 잘 알 수 있다. 먹기 싫다고 끼니를 거르거나 한 번에 너무 많이 먹으면 자연히 체내의 조절 기능이 저하되는 결과를 가져온다. 언제나 꾸준하게 일정량의 식사를 하는 것이 첫 번째 요소이다.

두 번째는 초조해 하면서 먹어서는 안 된다는 것이다. 초조하면 교감신경이 긴장하여 심장 박동 수가 부쩍 올라가고 땀이 난다. 이것은 일종의 스트레스 상태에 빠져 드는 것을 의미하며, 앞에서 말했듯이 스트레스 반응으로 작용하는 부신피질 자극 호르몬 방출 호르몬(CRH)이 한편에서 식욕을 억제하는 작용을 한다. 그 때문에 위가 꽉 죄는 느낌이 들거나 무리하게 먹으면 토하게 된다.

특히 조급한 기분으로 아침을 먹는 것은 삼가해야 한다. 따라서 늦게 일어나 허둥지둥하며 빵을 먹는 학생이나 직장인이 많은데, 이는 대단히 좋지 않은 습관이다. 아침에는 가능한 한 집에서 나서기 최소 40분 전에는 일어나 가벼운 운동을 하는 것이 좋다. 아침 식사를 하고 싶지 않다는 사람도 몸을 움직이면 저절로 식욕이 일게 마련이다.

세 번째 요소는 즐거운 기분으로 식사하는 것이다. '모래를 씹는 듯한 기분으로 먹는다' 라는 표현이 있다. 그런데 이런 기분일 때는 아무리 영양이 풍부한 음식을 먹어도 제대로 소화되지 않는다. 위액이나 쓸개즙, 췌액의 분비가 나빠져 소화에 관련된 호르몬의 작용까지 저하하는 것이다. 반대로 밝은 기분으로 식사를 하면 소화가 잘 되는 데다가 분비된 호르몬이 매우 활성화된다.

2 | 부신을 혹사하지 말라

현대 사회를 힘차게 살아가는 데 있어서 부신은 중요한 기관이다. 부신의 기능이 저하되면 스트레스를 견디는 호르몬이 제대로 분비되지 못하고, 그렇게 되면 피로를 이기지 못하고 식욕이 감퇴하여 병에 걸리기 쉬워진다.

부신의 기능이 저하되어 있는 환자들에게서 흔히 볼 수 있는 것이 영양의 편중이다. 특히 정제 설탕이나 탄수화물이 많은 정크푸드(칼로리는 높지만 영양가는 부족한 과자류나 패스트푸드 같은 식품 : 옮긴이), 커피, 알코올을 과잉 섭취하고 있는 경우가 많다. 그리고 화학 물질에 의한 환경 오염이나 유해 식품 역시 부신에게는 대단히 해롭다.

부신이 약한 사람은 비타민 A · C · E를 섭취해야 한다. 이중에서 특히 중요한 것이 비타민 C로서, 하루에 적어도 3그램은 섭취해야 한다. 그런데 비타민 C는 부신에 가장 많이 저장되어 있어 부신이 피로하면 맨 먼저 감소되는 것이다. 또한 비타민 C 같은 수용성 비타민은 흡수와 배설이 빠르기 때문에 하루에 3번은 섭취하도록 한다.

3 | 간식은 어린이의 성장을 정지시킨다

어린이들에게 간식은 썩 바람직하지 않다는 말을 자주 듣는다. 그 이유는 여러 가지로 생각해 볼 수 있지만, 간식을 먹으면 성장 호르몬이 분비될 기회를 잃어버리게 된다. 그래서 한창 자라날 시기에 있는 어린이에게는 주의가 요구된다.

보통 식사를 하고 약 30분이 지나면 혈당치가 올라가기 시작한다. 그리고 혈당치가 상승되고 있을 때에는 성장 호르몬의 분비가 극단적으로 저하된다. 식후 1시간 30분 가량 지나서야 혈당치가 겨우 정상으로 되돌아간다. 따라서 밤에 간식을 먹는 횟수가 잦으면 성장 호르몬은 분비되기 어려워지는 것이다. 요즘에는 맞벌이 부부가 늘어나면서 식생활이 불규칙해지고 있다. 끼니를 인스턴트식품이나 패스트푸드로 손쉽게 언제든 원할 때 먹을 수 있게 된 만큼 간식의 비율이 높아지고 있다. 그런 식생활이 어린이의 성장 호르몬의 분비를 저해하고 있음은 확실하다.

앞에서 언급한 것처럼 성적으로 조숙한 어린이일수록 키가 잘 크지 않는 경우가 있는데, 성호르몬이 성장 호르몬의 활동에 제동을 거는 것이 원인이다. 이것은 최근 문제가 되고 있는 젊은 골다공증 환자가 급증하고 있는 것과도 깊은 관계가 있을 것으로 생각된다.

그런 이유에서 성장 호르몬이 왕성하게 분비되도록 하는 포인트를 알아 두어야 한다. 그것은 너무나 당연한 일들이지만, 가능한 한 간식을 절제하고 충분한 수면을 취하고 적당한 운동을 하는 3가지로 집약된다.

운동을 하기 전과 후를 관찰해 보면, 운동 후에는 성장 호르몬의 분비가 한층 증가하고 뼈에 적당한 자극을 가함으로써 신진대사가 촉진된다. 그러나 아무리 운동이 좋다 해도 적당한 수준으로 유지하는 것이 중요하다. 지나친 운동은 심신을 피로하게 만들어 자칫하면 역효과를 내기 때문이다.

4 | 유산균의 위력

식생활과 관련하여 중요한 기관은 뭐니 뭐니 해도 장으로, 음식물의 영향을 가장 많이 받으므로 장은 독자적인 방어 기능을 가질 정도이다.

얼마 전 일본과 한국을 뒤흔든 병원성 대장균 O-157의 위협은 엄청난 것이었다. 이것을 이기기 위한 갖가지 약품과 식품의 효과가 선전되었었는데, 그 가운데 유난히 두드러진 것이 유산균 정장제나 요구르트의 급속한 판매 신장이었다. 유산균이 장 안에서 O-157의 증식을 어느 정도 억제할 것으로 여겨졌기 때문이다. 요구르트 등에 함유된 살아 있는 유산균이 식중독에 효과를 발휘한다는 사실은 오래전부터 잘 알려져 있었다.

그 독자적인 기능은 대체 어떤 것일까?

음식물에 붙어 있는 유해 대장균은 산에 약한 성질이 있으며, 유산균은 체내에서 당을 분해하여 유산 발효를 한다. 이렇게 해서 만들어진 유산이 장 안의 수소 이온 농도(수소 이온 지수 : ph)를 저하시킨다. 즉 산성도를 높여 대장균 등 나쁜 균의 증식을 억제하는 것이다. 더욱이 유산균이 만들어 내는 유기산이라는 물질은 장의 벽을 적당히 자극하여 장관의 연동을 촉진함으로써 배변을 순조롭게 한다.

또 최근에는 유산균이 중요한 소화관 호르몬의 활동을 활발하게 한다는 사실이 밝혀졌다. 실로 장의 건강은 유산균이 만든다고 할 수 있다.

장의 건강을 유지하기 위해서는 장내 유익균 활동을 활발하게 하여 대장균 등 유해균이 활동하지 못하도록 해야 한다. 그리고 유익균이 토해 내는 유효 물질이 항상 장 안에 충분한 상태를 만들고 유지해야 한다.

그런데 유산균과 같은 체내 유익균의 활동을 최고로 향상시키는 물질이 있다. 제2장에서 말한 유산균 생산 물질인 생원이다. 이 물질은 엄선된 16종류나 되는 유익균을 배양하고 그때 분비되는 물질을 추출하여 정제한 것이다. 말하자면 유익균의 에센스가 응축된 물질이라고 할 수 있다.

5 | 양질의 아미노산이 호르몬을 만든다

호르몬은 주로 아미노산에 의해 만들어진다. 우리가 음식을 통해 섭취하는 단백질이 위와 장 같은 소화관에서 작은 아미노산으로 하나하나 소화 분해된 다음 효소나 단백질, 호르몬 등으로 다시 태어나는 것이다. 이 생신 과정에서 아미노산은 몇 개의 구슬에 비유할 수 있으며, 결합력이 강한 아미노산 구슬 하나하나가 어떤 일정한 순서로 이어지면 호르몬이 완성된다. 이 순서를 유전자가 정확하게 기억하고 있는 것이다.

체내의 호르몬을 증가시키기 위해서는 양질의 아미노산을 균형 있게 섭취하는 것이 중요하다. 아미노산은 우리 몸 속에서 합성할 수 있는 것과 합성할 수 없는 것이 있으며, 합성할 수 없는 아미노산은 반드시 음식으로 섭취해야 한다. 이런 아미노산을 필수 아미노산이라고 부르는데 필수 아미노산에는 류신, 이소류신, 페닐알라닌, 메티오닌, 트레오닌, 트립토판, 발린, 리신 등 8가지가 있다.

그러므로 필수 아미노산을 섭취하기 위해서는 단백질이 함유된 음식을 먹어야 한다. 하지만 밀가루의 단백질을 예로 들면 8가지 필수 아미노산 중에서 부족한 것이 있다. 그래서 빵만 먹어서는 불충분하다는 이야기가 된다.

그렇다면 아미노산을 섭취하는 이상적인 식단은 무엇일까? 일반 가정의 평범한 식사면 된다. 여기에는 식물성 단백질이 골고루 갖추어져 있기 때문이다. 쌀밥으로는 리신이라는 아미노산이 더러 모자라기는 하지만, 된장국이 그것을 보충해 준다. 게다가 달걀이 메티

오닌이라는 아미노산의 부족을 보충해 준다. 이처럼 일반적인 식사는 과부족 없이 아미노산을 섭취할 수 있는 스타일로, 호르몬 생성에 대단히 이상적인 식단인 것이다.

양질의 단백질이란, 동물성과 식물성의 단백질을 적절하게 배합하는 것이 첫째 조건이다. 왕성하게 자라는 시기의 아이들은 물론 나이를 먹어서도 호르몬이 끊임없이 분비되게 하려면 이 점을 고려하여 단백질을 가능한 한 많이 섭취해야 한다.

참고로 말하자면 화분(花粉)도 우수한 각종 아미노산을 함유하고 있다. 유럽이나 미국에서는 화분이 아토피성 피부염이나 성 기능 감퇴, 갱년기 장애, 변비, 자율 신경 실조증에 효력이 있다고 하여 30~40년 전부터 건강 보조 식품으로 시판되고 있다.

6 | 무기질은 호르몬의 어머니

시금치의 철분, 과일의 칼륨, 감의 마그네슘 등 무기질은 여러 가지 식품에 함유되어 있다. 이것들이 바다나 대지가 갖고 있는 무기질을 흡수하기 때문이다.

무기질에는 약 20종류가 있는데, 이것들은 모두 정상적인 신체로 발육하는 데 없어서는 안 되는 것들이다. 뼈와 치아를 형성하는 칼슘과 인, 적혈구의 헤모글로빈의 성분이 되는 철, 털이나 손톱과 발톱을 만드는 황 등 우리 몸의 대부분은 무기질로 만들어져 있다.

체액에 녹아 있는 무기질의 양은 극히 적지만, 칼륨은 신경이 날카로워지는 것을 억제하는 작용을 하므로 이것이 부족하면 우울증이나 불면증 또는 초조함이나 경련 등을 일으키는 경우가 있다. 또 마그네슘 결핍이 심하면 헛소리를 하거나 정신 착란의 발작을 일으킨다. 즉 무기질은 고혈압과 같은 신체의 병뿐만 아니라 마음의 병을 예방하는 데도 중요한 작용을 하고 있는 것이다.

게다가 무기질은 호르몬에게 필수 불가결한 영양소이다. 이른바 호르몬의 어머니와 같은 존재이다. 예를 들어 요오드는 갑상선 호르몬을 만드는 데 반드시 필요한 재료이나, 다행히 해조류를 통해 충분히 섭취할 수 있어 별로 염려할 것은 없다. 그러나 대륙의 오지 등 바다가 없는 나라에서는 요오드 부족이 심각해 갑상선이 붓는 병에 걸리는 비율이 매우 높다.

일반적인 식생활을 하면 호르몬에 필요한 무기질은 섭취할 수 있다. 다만 편식을 하면 부족해지기 쉬운 무기질이 있다. 아무튼 중요한 것은 천연의 무기질을 충분히 섭취하는 일이다.

미국의 광대한 대지에는 지구 생성기부터 있어 온 지층이 그대로 존재하고 있는 지역이 있는데, 그 지층의 무기질은 순도가 높고 성분이 풍부해 전 세계가 주목하고 있어 이곳에서 정제되는 물까지 관심의 대상이 되고 있다. 또 비닐 하우스에서 재배된 채소의 영양가 저하가 지적되고 있는 시대이지만, 최근 각광을 받고 있는 유기농 채소에는 양질의 무기질이 듬뿍 함유되어 있다고 한다.

7 | 염분의 과잉 섭취는 호르몬 분비선을 지치게 한다

우리와 가까이에 있는 무기질의 대표가 소금, 즉 나트륨이다. 염분은 우리가 살아가기 위해서는 반드시 있어야 하는 물질이다. 그러나 호르몬에게는 의외의 적이 되는 경우가 있다.

염분을 과잉 섭취하는 경우, 나트륨을 배설하려다 중요한 수분까지 배설해 버려 체액이 감소되고 만다. 그래서 바소프레신이라는 호르몬이 등장하게 되는데, 이미 언급했듯이 이 호르몬은 뇌하수체의 후엽에서 분비되어 체내의 수분량을 조절한다. 더욱이 뇌 안에서는 우리로 하여금 물을 마시게 하는 안지오텐신이라는 호르몬이 분비되며, 이렇게 해서 갈증을 느끼게 하여 수분을 보급하는 것이다.

그리고 최근 심장에서 분비되는 나트륨 이뇨 펩티드라는 호르몬은 뇌나 위에 작용해서 중요한 역할을 해내고 있다는 것이 밝혀졌다.

이처럼 호르몬은 미묘한 조절 작용을 하고 있으며, 극히 적은 양의 염분이라도 메커니즘은 민감하게 작동한다. 그런데 식사 때마다 불필요한 움직임이 많으면 호르몬을 분비하는 기관은 순식간에 피로해진다. 요컨대 염분의 과잉 섭취는 고혈압 등 질병의 도화선이 될 뿐만 아니라 호르몬 분비에도 대단히 좋지 않은 영향을 미친다. 따라서 염분은 하루 10그램 이하로 섭취하는 것이 이상적이다.

8 | 뼈 속 칼슘과 호르몬의 관계

무기질 가운데 가장 결핍되기 쉬운 것은 칼슘이다.

세포 속 칼슘 농도는 세포 밖 농도의 1만 분의 1이어야 한다는 것은 인류가 탄생한 이래의 철칙이다. 그러나 현대에 와서는 칼슘 부족이 심해서 이 철칙이 지켜지지 않는다. 칼슘은 특히 멜라토닌이라는 호르몬 분비에 없어서는 안 되는 것이다. 어느 연구에서는 잠자기 전에 칼슘을 섭취하면 야간의 멜라토닌 분비량이 증가한다는 것이 밝혀 냈다. 그러나 지나치면 도리어 흡수 비율이 낮아져 버리므로 칼슘을 과잉 섭취하지 않도록 주의해야 한다.

한편 체내의 칼슘 수치를 정상적으로 유지하는 데에 부갑상선 호르몬이 활약한다. 체내 세포는 정상시에는 필요 최소한의 칼슘만 흡수하지만, 칼슘이 부족하면 뼈에서 칼슘이 녹아서 빠져나간다. 그래서 혈관이나 뇌 같은 조직에 필요 이상의 칼슘이 들어간다. 그 결과 몸 전체는 칼슘이 부족한 상태인데도 어떤 부분은 칼슘이 넘쳐 나는 기이한 상황이 벌어진다.

이 경우 부갑상선 호르몬이 다음과 같은 3가지 작용을 한다.

① 필요에 따라 뼈에서 칼슘을 동원한다.

② 신장에서 칼슘이 배설되는 것을 방지한다.

③ 장관으로부터 칼슘을 흡수하는 비타민 D를 생성한다.

이 작용들을 함으로써 혈액 속 칼슘 농도를 올리려고 하는 것이다.

9 | 골다공증의 원인과 여성 호르몬

이처럼 체내에 칼슘이 부족해지면 부갑상선 호르몬이 분비된다. 그리고 부갑상선 호르몬은 칼슘을 녹여서 혈액을 통해 온몸의 세포로 보낸다. 그런 뒤 섭취된 칼슘이 필요한 양을 채우면 이 활동은 자동적으로 멈춘다. 반대로 혈액 중의 칼슘 수치를 내리도록 작용하는 것이 칼시토닌이라는 호르몬이다. 즉 부갑상선 호르몬과 칼시토닌, 이 2가지 호르몬이 균형을 잘 유지해야 비로소 혈액 중 칼슘량이 제대로 유지된다.

그런데 유감스럽게도 나이를 먹음에 따라 이 균형이 무너진다. 부갑상선 호르몬의 분비량은 많아지는 데 반해 칼시토닌은 감소하여 호르몬과 칼슘의 균형이 깨지는 것이다. 그 때문에 칼시토닌이 본래 발휘해야 하는 억제 기능이 작용하지 않아 뼈에서 자꾸만 칼슘이 빠져나간다. 바로 이것이 골다공증의 원인이다. 게다가 갱년기 이후의 여성은 여성 호르몬의 부족까지 더해져 골다골증에 걸리기 쉬워진다.

최근 골밀도는 척추를 검사하는 DEXA라는 기계를 이용해 간단하고 정확하게 측정할 수 있다. 만약 치료를 요하는 경우에는 칼슘과 더불어 여성 호르몬을 보충해야 한다.

그렇다면 체내 호르몬에 있어 이상적인 칼슘량은 하루에 얼마나 될까? 최소한 1000밀리그램은 필요하다.

10 | 남성의 갱년기는 단백질로 극복한다

단백질 섭취는 갱년기 극복에 필요하다. 이를테면 평균적인 미국 남성은 40~70세 사이에 평균 4.5~7.5킬로그램의 근육을 상실한다고 한다. 이른바 근육의 노화는 40~50대에 시작되고 그와 동시에 체력과 기력을 잃어 간다. 노화가 시작되는 이 시기를 남성 갱년기의 시작으로 볼 수 있다.

근육이 어떻게 만들어지는가에 대해서는 앞에서도 언급했지만, 여기에서 좀 더 자세하게 이야기해 보겠다.

우리가 먹은 음식 중 단백질은 우선 아미노산으로 분해된다. 그것은 호르몬의 작용에 의해 체내에서 이용하기 쉬운 단백질로 재생산되어 근육으로 비축된다. 곧 근육이 만들어지는 것이다. 이것을 '단백질 동화 작용'이라고 한다. 이와는 반대로 근육에 쌓인 단백질을 아미노산으로 분해하는 활동을 '단백질 이화 작용'이라고 한다. 이 두 작용에는 여러 가지 호르몬이 중대한 역할을 하고 있어 동화 작용에서는 성장 호르몬, 갑상선 호르몬, 부신피질 호르몬, 남성 호르몬 등이 관련되어 있고, 이화 작용에서는 부신수질에서 분비되는 아드레날린이나 코르티솔이 함께 작용하여 피와 살을 만들거나 분해한다.

그런데 성장기를 지나면 동화 작용은 점점 약해진다. 그때까지는 동화 작용 쪽이 우세하나, 노년기에 들어서면 이화 작용이 우세해진다. 그렇게 되면 당연히 근육은 빈약해지고 살은 탄력을 잃는다.

동화 작용이 쇠퇴하는 이유 가운데 하나가 부신피질에서 분비되는 디히드로에피안드로스테론(DHEA)의 분비 저하이다. 대부분의 호르몬이 10~60대 사이에는 두드러진 감소 현상을 보이지 않지만, 이 호르몬은 20대를 지날 무렵부터 분비량이 감소하기 시작한다. 이에 비해 이화 작용이 강한 코르티솔은 같은 부신에서 분비되는데도 불구하고 분비량이 감소되지 않는다. 결국 이러한 차이로 인해 근육 노화가 빚어지는 것이다.

젊을 때는 단백질을 섭취하면 할수록 피가 되고 살이 되나, 나이를 먹으면 그 활동이 쇠퇴해 버리는 셈이다.

하지만 남성의 갱년기는 반드시 오는 것이 아니어서 마음만 잘 먹으면 피할 수 있다. 그러기 위해서는 나이를 먹은 뒤에도 여러 가지 단백질을 섭취하는 것이 좋다. 한창 나이의 젊은이들보다 오히려 많다 싶을 정도로 단백질을 섭취할 필요가 있다.

11 | 호르몬의 작용을 보완하는 비타민

비타민이라고 하면 현대인은 정제나 주사로 섭취하는 것이라고 생각하는 모양이다. 그래서인지 비타민 부족이 심각하다. 어느 조사에 따르면, 건강하게 사는 중산층 남녀 약 80퍼센트가 1일 필요량의 4분의 3밖에 비타민을 섭취하고 있지 않다고 한다.

비타민은 의외로 다양한 작용을 하는데, 호르몬의 작용을 보완하는 것 또한 비타민이다. 이를테면 감기 예방이나 피부 건강을 위해 필요한 비타민 C는 스트레스와 성인병에 중요한 작용을 한다. 비타민 C가 가장 높은 농도로 함유되어 있는 곳은 부신이다. 부신에서 생성·분비되는 스테로이드 호르몬은 비타민 C의 생산을 활성화하여 스트레스 완화에 도움을 준다. 즉 스트레스투성이인 현대인에게 비타민 C는 없어서는 안 되는 영양소인 것이다.

그런데 체내에 비타민 C가 부족할 경우에는 비타민 E가 그것을 대신한다. 비타민 C가 부족하면 당연히 간이나 폐, 신장의 비타민 C 농도가 급격히 감소하며, 그와 동시에 비타민 E의 농도 역시 감소해 버린다. 이처럼 비타민 E는 비타민 C와 밀접한 관계를 갖고 체내에서 활약한다.

더욱이 음식 외에 생활 습관과 비타민 C의 관계에 대해 매우 흥미로운 여러 가지 사실을 알게 되었다. 다음은 니혼여자대학 가정학부 연구자들을 중심으로 한 연구 그룹이 귀가 시간과 비타민 C의 관계를 조사하여 밝혀 낸 것이다.

저녁 8시 이전에 귀가하는 사람과 9시 이후에 귀가하는 사람을 비교해 본 결과, 9시 이후에 귀가하는 쪽이 명백하게 혈중 비타민 C 농도가 저하되어 있다는 사실을 알 수 있었다고 한다. 또 담배를 피우는 사람은 피우지 않는 사람에 비해 확실히 혈중 비타민 C의 농도가 저하하는 경향을 보이며 외식이 잦은 사람도 같은 경향을 보였다고 보고했다.

12 | 튼튼한 뼈를 만드는 비타민 D와 부갑상선 호르몬

결핍되기 쉬운 칼슘의 흡수와 뼈의 강화를 뒷받침하고 노화를 지연시켜 주는 것이 비타민 D이다.

뼈가 다시 만들어지는 데에는 파골 세포(용골 세포)와 조골 세포(골아 세포)가 중심적인 역할을 한다. 전자는 이름 그대로 불필요해진 뼈를 파괴해 간다. 뼈가 파괴되면 그 자리에 조골 세포가 집결하여 칼슘을 침착시켜 새로운 뼈를 형성한다. 그런데 비타민 D가 부족하면 애써 섭취한 칼슘이 대부분 몸 밖으로 배설되어 버린다.

또 비타민 D는 이미 설명했듯이 부갑상선 호르몬과 함께 소화관에서 칼슘의 흡수를 촉진하는 작용을 한다. 비타민 D가 부족하면 흡수된 칼슘은 뼈를 형성하는 재료로서의 역할을 완수할 수가 없다. 그렇게 되면 뼈가 약해져 넘어지기만 해도 부러지거나 뼈나 관절이 아프고 허리가 지치기 쉬워지는 등의 증상이 나타난다.

이를 미연에 예방하기 위해서는 우유 등 식품을 통해 섭취하는 것 외에 비타민 D를 확보하는 아주 간단한 방법을 하나 가르쳐 주겠다. 비타민 D는 햇빛을 쬐면 체내에서 생성되기 쉽다는 특징이 있으므로 하루에 10분 정도 햇볕을 쬐는 것만으로 1일 필요량은 충분히 확보할 수 있다.

13 | 서로 좋아하는 호르몬과 비타민 B$_6$

또 하나 호르몬과 서로 좋아하는 관계에 있는 것이 비타민 B의 일종인 비타민 B$_6$이다.

세로토닌이나 멜라토닌 같은 중요한 호르몬의 원료가 되는 것이 트립토판이라는 필수 아미노산이다. 비타민 B$_6$는 트립토판이 세로토닌으로 바뀔 때 사용되며, 멜라토닌의 생성을 촉진함으로써 우리에게 규칙적인 생활 리듬을 선사해 준다.

담배를 피우는 사람, 술을 마시는 사람, 가공 식품을 많이 먹는 사람은 비타민 B$_6$가 부족하기 쉬우며 이는 현대인의 대부분에게 해당되는 이야기이다. 비타민 B$_6$를 풍부하게 함유하고 있는 식품은 바나나, 당근, 간, 새우, 콩, 밀 등이다. 그리고 유익균이 만든 유산균 생산 물질에도 많이 들어 있다. 식사를 할 수 없을 경우 바나나 하나라도 먹어 두는 것은 호르몬을 위해 꼭 필요한 일이다.

14 | 스트레스를 이기는 인삼

"오장을 보하고 장복하면 몸이 가벼워져서 장수한다."

이것은 무려 수천 년 전에 지어진 중국에서 가장 오래된 의학서인 『신농본초경(神農本草經)』에 실려 있는 인삼의 효능이다. 말하자면 인삼은 심장이나 폐, 신장 등을 활발하게 하여 장수의 묘약이 된다는 뜻이다.

인삼에는 신경에 미치는 진정 작용과 흥분 작용이라는 상반된 두 작용이 있다. 너무 흥분해서 기력을 낭비하는 사람이나 의욕이 없어 투지가 전혀 솟아나지 않는 사람 모두에게 뛰어난 효과를 발휘한다. 이것은 인삼에 함유되어 있는 진세노사이드(사포닌의 일종)가 대뇌를 진정시키는 한편, 체내의 세포나 장기의 활동을 활발하게 하여 몸의 컨디션을 조절해 주는 작용이 있기 때문이다.

우리 연구팀에서도 한방의 시호탕(柴胡湯)이라는 약에 있는 성분이 부신피질 자극 호르몬 방출 호르몬(CRH)나 코르티솔과 같은 호르몬의 분비를 높인다는 임상 결과를 얻었다. 따라서 스테로이드 이탈 증세나 스트레스로 인한 심신증, 또는 몸에 별다른 이상이 없는데 어딘가 아프다고 호소하는 부정수소 증후군이 개선되는 것을 기대할 수 있다.

또한 인삼은 냉방병의 원인이 되는 현격한 온도 차와 같은 물리적 자극, 약물 중독과 같은 화학 물질에 의한 자극, 정신적 스트레스에도 효력이 있다. 이런 갖가지 스트레스에 대해 부신피질 호르몬의 분비를 조정함으로써 신체의 저항력을 높이는 작용을 하는 것이다.

그러므로 일상생활에서 받는 각종 자극에 약한 사람은 인삼을 복용하면 도움이 된다.

　나아가 다음과 같은 임상 결과가 보고되고 있다. 어느 대학 병원에서 정자 결핍증, 다시 말해 정자의 숫자가 적은 남성에게 인삼을 복용시켰더니 정자의 수가 대폭 증가했다는 것이다. 이것은 인삼에 성 기능을 회복시키는 작용이 있음을 증명하고 있다. 그 밖에 인삼에는 신진대사 기능을 정상화하거나 면역력을 높이거나 빈혈을 개선하는 효능이 있는 것으로 알려져 있다. 역시 옛부터 전해져 온 건강 식품에는 그 나름의 효능이 있다는 이야기가 된다.

15 | 채소로 호르몬 분비를 증가시킨다

지방에서 큰 농장을 운영하고 있는 한 친구가 "불면증을 낫게 하는 멜라토닌이라는 호르몬이 채소에 함유되어 있다고 하더군" 하고 전화를 해왔다. 그는 어느 신문에서 그런 내용의 기사를 읽었던 모양이다. 그리고 자신이 생산하고 있는 농작물과 내가 연구하고 있는 호르몬이 뜻밖에 일치한다는 사실에 기뻐하고 있었다.

멜라토닌은 '잠자는 시간을 계산한다' 라고 일컬어질 정도로 수면을 관장하는 호르몬으로, 이것이 부족하면 잠을 이룰 수 없다. 밤 시간에는 멜라토닌의 분비량이 급격히 많아져 새벽 2~3시에는 낮 동안의 10배 가까이나 된다. 하루의 분비 패턴이 24시간 주기로 일정하며 체내 시계에 맞추어 변화하는 특징이 있다. 도쿄대학교 의대 교수가 비행기 조종사의 시차 장애 해소약으로도 알려져 있는 멜라토닌이 우리 주변에 흔히 있는 채소에 함유되어 있음을 발견했다.

30종류 이상의 채소를 조사해 본 결과 다음 페이지의 표와 같은 결과를 얻었다고 한다. 대부분의 동물의 뇌에는 멜라토닌이 있으니 식물에도 멜라토닌이 있지 않을까 하는 생각에서 연구가 시작되었다고 한다.

가장 많은 멜라토닌 함유량을 자랑하는 것은 케일이다. 케일은 냄새가 강하고 맛이 독특해서 즐겨 먹지 않는 사람이 꽤 있다. 멜라토닌이 들어 있는 채소를 닭에게 먹이면 1시간 30분 뒤부터 혈액의 멜라토닌 농도가 상승하는데, 사람에게도 같은 효과가 충분히 기대된다. 매일 잠을 푹 자지 못하는 사람은 체내의 멜라토닌 수준을 올리기 위해, 멜라토닌을 많이 함유하고 있는 식품을 저녁 식사 때 섭취하는 것도 좋은 방법이다. 수면제 같은 약을 복용하지 않고 이런 간단하고 자연적인 방법으로 숙면을 취할 수 있게 되는 것이다.

또 멜라토닌에는 암의 원인이 되는 활성 산소에 대항하는 힘이 있으므로 습관적으로 이런 채소를 섭취하면 암을 걱정하지 않아도 되는 신체를 만들 수 있으리라고 기대한다.

지금까지 여러 가지 식품과 호르몬의 관계에 대해 설명해 왔다. 음식을 먹을 때는 잘 씹는 것이 중요한데 뇌가 활성화되어 호르몬의 분비가 빨라지기 때문이다. 요즘은 예전보다 부드러운 음식이 많아져 많이 씹지 않는 편이지만, 잘 씹는 것은 치아 건강과 소화에만 유익한 것이 아니다.

멜라토닌이 많은 야채
케일, 고사리, 귀리, 옥수수, 쌀, 무청, 생강, 쑥갓, 송이버섯, 표고버섯, 양배추, 무, 당근, 배추, 사과, 양파, 파, 오이, 키위, 딸기, 머위, 토마토, 파인애플, 아스파라거스
비타민 D를 많이 함유한 식품
간 요리, 정어리, 청어, 참치, 가다랑어, 달걀 노른자, 버섯, 말린 표고버섯
비타민 C를 많이 함유한 식품
브로콜리, 파슬리, 오렌지, 귤, 레몬, 고구마, 감자, 키위, 딸기
비타민 B를 많이 함유한 식품
아보카도, 콩, 연어, 참치, 해바라기씨, 효모, 쌀

식 품 을 이 용 해 호 르 몬 을 내 것 으 로 만 든 다

1. 우리가 먹는 음식은 곧 우리의 몸이고 건강이다. 그리고 호르몬 분비가 된다. 균형 잡힌 식사를 해야 호르몬의 활동을 돕고 호르몬을 활성화할 수 있으며, 이를 통해 심신의 항상성을 유지하고 개인이 가진 능력을 더욱 개발할 수 있는 것이다. 호르몬 법칙을 최대한 활용하는 식사를 하기 위해서는 첫째 꾸준하게 일정량을 섭취할 것, 둘째 조급한 기분이나 초조한 기분으로 식사하지 말 것, 셋째 즐거운 기분으로 식사할 것, 이 3가지를 지켜야 한다.

2. 공부 혹은 일을 할 때 음료수를 마시는 것은 기억력 향상에 좋지 않다는 것은 이미 설명했다. 그런데 사실은 어린이에게 간식 자체가 그다지 바람직하지 않다. 식사 후 30분 정도가 지나면 혈당치가 상승하는데 이때 성장 호르몬의 분비가 저하된다. 따라서 간식을 먹는 횟수가 잦으면 성장 호르몬이 분비되는 데 어려움이 생겨 오히려 어린이의 성장에 방해가 된다.

3. 호르몬의 화학적 분류에서 보았듯이 호르몬에는 우리가 음식을 통해 섭취하는 단백질을 재료로 만들어지는 것이 많다. 이 단백질 외에 나트륨, 칼슘, 요오드 같은 무기질은 호르몬에게 없어서는 안 되는 호르몬의 어머니와 같은 영양소이다. 비타민은 그 종류만큼이나 다양한 작용을 하며 그중 하나가 호르몬의 작용을 보완한다는 것이다.

4. 그러나 염분의 과잉 섭취는 불필요한 움직임을 안겨 주어 호르몬 분비선으로 하여금 쉽게 지치게 한다. 남성의 갱년기는 여성과는 달리 누구에게나 찾아오는 것이 아니어서 나이를 먹은 뒤에도 여러 가지 단백질을 골고루 섭취하면 피할 수 있다.

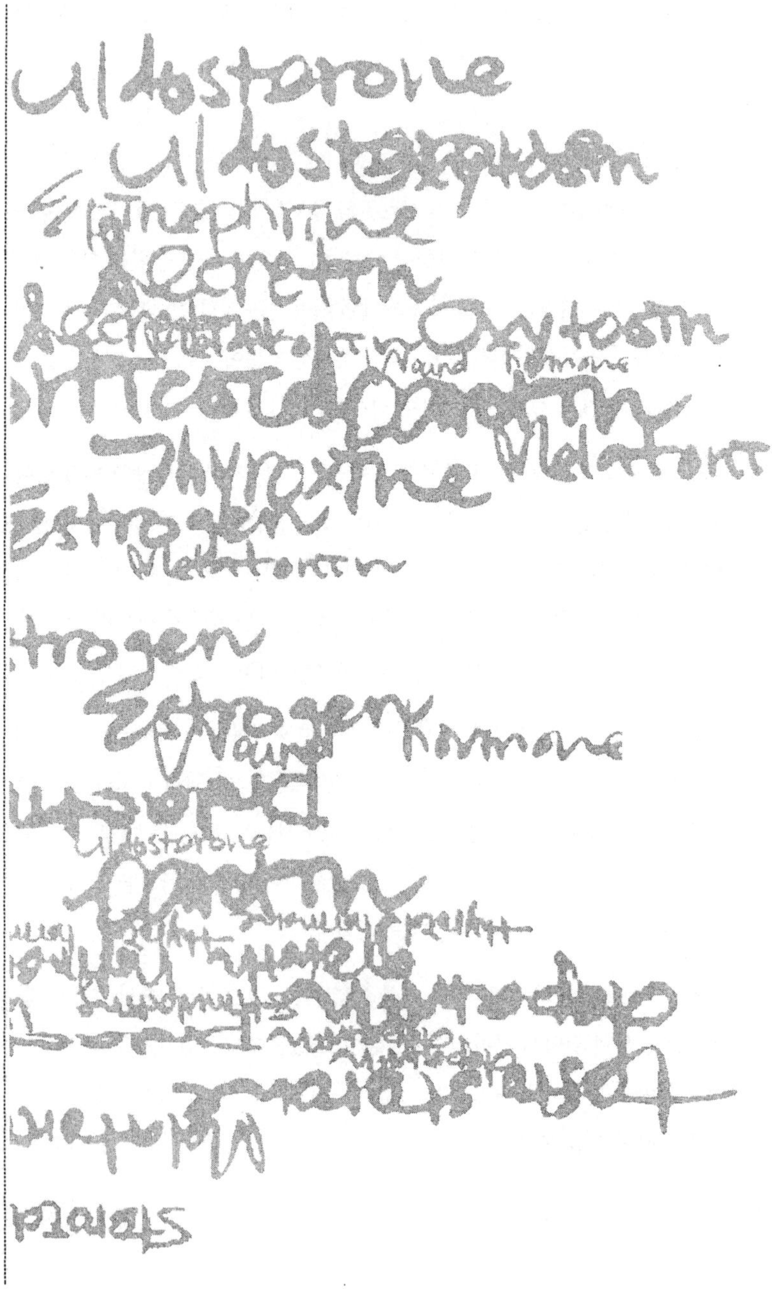

Aldosterone

Aldosterone

Epinephrine

Secretin

Secretin Oxytocin
hormone

Cortisol

Thyroxine Melatonin

Estrogen

Melatonin

strogen

Estrogen hormone
and

Aldosterone

Melatonin

Steroid

제8장

몸 의 이 상 은 호 르 몬 에 게 묻 는 다

1 | 케네디 대통령도 걸렸던 호르몬 질병

호르몬은 언제나 몸의 상태를 정상으로 유지하려고 열심히 움직인다. 그러나 분비에 조금이라도 과부족이 생기면 곧 몸의 기능에 이상을 가져와 갖가지 증상이 나타난다. 그런데 질병과 호르몬의 관계는 의외로 간과하기 쉬운 데다가 잘못 판단하여 건강해지는 지름길을 발견하지 못하는 일이 잦다.

호르몬의 과부족으로 인해 생기는 병은 실로 다양하며, 세계의 지도자들 중에도 호르몬 질병과 싸워 온 인물은 많다. 그 가운데 유명한 사람이 미국의 케네디 전 대통령이다. 그는 전형적인 애디슨병을 앓고 있었는데, 이 병은 부신이라는 기관의 일부가 손상되어 거기에서 분비되는 부신피질 호르몬이 부족하여 생기는 것이다. 부신피질 호르몬은 스트레스로부터 우리를 지켜 주는 매우 중요한 호르몬으로, 이것이 부족하면 쉬 피로해지고 스트레스에 약해진다. 또 식욕이 없어지거나 심하면 구토를 하기도 한다. 아무튼 한번 애디슨병에 걸리면 평생 동안 호르몬제를 복용해야 한다.

케네디는 자신의 병을 충분히 자각하고 있었다. 아마 당시의 최신 의료 기술을 이용해 호르몬 지수까지 제대로 파악하고 있었을 것으로 여겨진다. 그리고 애디슨병과 싸우면서 암살당해 쓰러지는 날까지 격무를 수행하고 있었다.

일본에서는 다나카 가쿠에이 전 수상의 바제도병이 잘 알려져 있다. 이것은 갑상선의 기능 항진, 즉 갑상선 호르몬이 지나치게 분비되어 발병하는 질병으로 대표적인 갑상선 질환이다. 갑상선 호르몬이 과잉 분비되면 성격이 급해져서 무엇이든 곧바로 행동에 옮기지 않으면 직성이 풀리지 않는 성격이 된다. 다나카 전 수상의 왕성한 행동력은 바제도병이 만들었다고도 할 수 있다. 이에 비해 조용하고 내향적이며 때로는 무기력해 보이는 사람은 갑상선 호르몬의 분비량이 저하되어 있는 경우가 많다.

　말하자면 호르몬 분비가 증가하는 병은 대부분 호르몬을 과도하게 분비하는 종양(부스럼)이 생겨서 발병한다. 유일하게 바제도병만이 예외인데, 자기 면역이라는 메커니즘이 작동했을 때 갑상선을 자극하는 물질이 만들어져 생긴다는 사실이 밝혀졌다. 반면에 호르몬이 결핍되는 병은 자기 면역이나 염증 등이 생겨 호르몬을 분비하는 내분비선의 활동이 나빠졌을 때 흔히 볼 수 있다.

　또 유전자나 수용체 이상에 의한 호르몬의 과잉이나 결핍 역시 많이 발견되고 있다.

2 | 흉선 호르몬이 암을 죽인다

여러 가지 질병으로부터 인간을 지켜 주는 것이 면역 기구이다. 면역이란, 체내에 바이러스나 세균 같은 이물질이 침입했을 때 그 이물질을 배제하려고 하는 생체 방어 반응을 의미한다. 사실 건강한 사람도 암 세포를 가지고 있으나 발병하지 않는 것은 면역 체계가 제대로 활동해 주기 때문이다. 그리고 면역 체계는 완전히 독립된 것이라고 여겨져 왔지만, 얼마 전에 호르몬과의 관계가 명백해졌다.

몸 안에서 면역계의 중심 기관으로서 가장 중요한 역할을 하는 것이 흉선이다. 흉선은 이름 그대로 흉골 바로 뒤쪽에 위치해 있으며, 심장을 감싸는 듯한 모양을 한 희고 부드러운 내분비선이다. 거기에서 분비되는 호르몬이 흉선 호르몬으로, 이 호르몬은 세균이나 바이러스로부터 몸을 지키는 T세포를 강화하거나 림프구를 증가시킨다.

갓태어난 쥐에서 흉선을 제거하면 금방 림프구의 수가 격감하여 에이즈에 걸렸을 때와 같은 면역 부전 상태가 되어 이윽고 죽어 버리는 것을 실험을 통해 이를 확인할 수 있었다.

암의 치료약으로 유명한 인터페론은 바로 흉선 호르몬의 힘을 빌려 림프구가 만들어 낸 T세포가 주된 성분이다. 그러므로 흉선 호르몬이 충분히 분비되고 있으면, 체내는 항상 농축된 인터페론이 넘치고 있는 상태가 되어 암 따위를 겁낼 필요가 없다.

그런데 유감스럽게도 흉선 호르몬의 분비는 젊을 때부터 저하한다. 흉선 호르몬이 가장 왕성하게 분비되는 것은 10~11세 무렵이고 그 이후에는 감퇴하기 시작하여 40대에는 반으로 줄고, 60대에는 장기 자체가 흔적만 남을 정도로 된다. 나이가 많아질수록 암에 걸리기 쉬운 것은 이 때문이다.

최근 흉선에서 몇 가지 펩티드 호르몬이 분비되고 있다는 사실이 밝혀졌고, 실제로 부신피질자극 호르몬 방출 호르몬(CRH)나 바소프레신 등 10가지 정도가 발견되었다. 이 호르몬들은 면역계의 균형을 유지하기도 하고 면역 반응이 시작될 때 매우 중요한 역할을 담당하기도 한다.

3 | 유산균에 숨어 있는 면역력

흉선 호르몬과 함께 강력한 체내 면역 네트워크를 펼치고 있는 것이 인체 세포에서 분비되는 사이토카인이라는 물질이다. 사이토카인의 역할은 면역 기구의 정보를 전달하는 것으로, 최근에는 뇌내 물질과 더불어 새로운 호르몬의 하나라고 생각하기에 이르렀다. 이 사이토카인은 체내에 침입한 세균이나 바이러스를 퇴치하는 내추럴 킬러 세포를 활성화하여 면역력을 발휘하게 한다.

그러나 사이토카인 역시 나이를 먹음과 더불어 분비량이 적어지고 노년이 되면 현저하게 감소한다. 그로 인해 사이토카인 덕분에 힘을 충분히 발휘하던 면역 세포의 활동이 저하되어 가는 것이다. 그럼 감소되어 버린 사이토카인을 증식시키면, 단번에 문제를 해결할 수 있겠으나 아직 그 방법을 찾아내지 못하고 있다.

바야흐로 암이 사망 원인의 1위를 차지하는 시대를 맞아 면역력의 유지·향상은 의학이 풀어야 할 과제로서 전 세계가 필사적으로 연구를 거듭하고 있다.

그런 가운데 아드레날린을 발견하여 유명해진 다카미네 료키치 박사가 세운 연구소의 연구가 주목받고 있다. 그것은 유산균과 같은 상내 유익균에서 나오는 신진대사 물질의 조성물이 생체에 미치는 영향에 관한 연구이다. 이 연구소에서는 다양한 물질을 쥐에게 투여하면서 연구를 계속하고 있는데, 유산균 생산 물질인 생원에는 간 기능의 손상을 개선하는 작용과 암 종양의 발생을 억제하는 작용이 있다는 사실이 밝혀졌다. 생원의 조성물 중 어떤 물질이 면역계 — 호르몬계 — 신경계를 통제하고 있는 시상하부에 작용하여 항상성 기능의 중심 역할을 지니는 면역 능력을 높이는 데 작용하고 있는 것으로 생각된다.

여담이지만, 중국 상하이의 한 유명 병원에서 생원으로 임상 실험을 해보았더니 식욕 부진이나 불면증, 호흡기 계통 질환에 효과가 있었다고 한다. 더욱 놀라운 사실은 이 병원에 입원한 소화관 암 환자 35명 중 75퍼센트에 해당하는 환자에게서 내추럴 킬러 세포의 수치가 향상되어 암이 눈에 띄게 개선되었다는 보고였다.

면역력은 질병에 강한 몸을 만드는 핵심이다. 그리고 건강하게 나이를 먹기 위해서는 무엇보다 소중한 기능이다. 면역계의 전도사 사이토카인과 유산균 생산 물질 생원의 관계에 대한 과학적인 해명은 마침내 실현될 것이다. 그에 앞서 유산균을 모체로 한 물질의 유효성을 발견한 것은 획기적인 성과라고 할 수 있다. 그리고 이에 의해 위장병이나 고혈압, 아토피 등 만성 질병이나 간·신장 기능 장애로부터 나아가서는 암이나 노인성 치매까지 다양한 질병의 예방과 치료를 위한 길이 열렸다고 생각된다.

흥미로운 것은 유산균이나 효소처럼 오래전부터 인간의 지혜로 알려져 온 물질의 효능이 차례차례 과학의 힘에 의해 실증되고 해명되고 있다는 점이다. 의학을 비롯한 21세기의 과학은 인간의 행복과 건강을 보다 확실하게 하기 위한 길을 걷게 될 것이다.

4 | 호르몬 질병 가운데 가장 흔한 것은 당뇨병

호르몬 질병 중 흔히 볼 수 있는 것이 당뇨병이다. 당뇨병은 방치해 두면 시력을 잃거나 신부전이 되거나 신경증이 되는 합병증을 가져오는 대단히 무서운 병이다.

당뇨병의 원인은 췌장에서 분비되는 인슐린이라는 호르몬이 부족하거나 인슐린이 분비되고 있어도 그 작용이 약화된 데에 있다. 당뇨병은 I, II, 그 밖의 질환에 합병하는 것의 3가지로 분류된다. I형은 20세 이하의 젊은 나이에 발병하고 인슐린 치료로만 낫는 인슐린 의존성 당뇨병으로, 췌장에 바이러스가 감염되어 생기는 자기 면역 질환의 하나이다. II형은 40세 이후에 발병하며 인슐린 치료를 필요로 하지 않는 인슐린 비의존성 당뇨병이다. 유전적 요인이 강하여 환자의 30퍼센트 이상이 가족력이 있으며 비만 경향이 있는 사람에게 많은 편이다.

세 번째 타입에는 여러 가지가 있다. 예를 들어 성장 호르몬이 과잉 분비되어 발생하는 말단 비대증(말단 거대증)을 들 수 있다. 이것은 성장 호르몬을 분비하는 뇌하수체에 생긴 종기가 원인이며 사춘기 전에 발병하면 뼈가 자꾸 늘어나 거인증이 되지만, 사춘기 이후에는 손가락 끝이나 발가락 끝, 특히 아래턱이 굵어지는 특징이 있다.

고혈당증인 사람의 약 절반 정도가 당뇨병을 합병증으로 갖고 있다. 성장 호르몬이 인슐린의 활동을 방해하므로 혈당을 정상적으로 유지할 수 없게 되는 것이다. 이외에 코르티솔 과잉으로 생기는 쿠싱 증후군이나 아드레날린 혹은 노르아드레날린의 과잉이 원인이 되는 갈색 세포종도 당뇨병을 병발시킨다.

당뇨병을 치료하는 데에는 무엇보다 식이요법이 중요하다. 식이요법에 의해 섭취하는 칼로리를 줄이면 비만이 해소되고 인슐린 수요량도 감소된다. 그와 동시에 단백질과 지방, 비타민, 무기질 등을 충분히 섭취하는 것을 잊어서는 안 된다.

치료 목표는 자각 증상을 없애고 진행과 합병증의 발병을 막아 가능한 한 보통의 사회생활을 영위하도록 하는 것이며, 이를 위해서는 끈기 있게 치료가 요구된다.

5 | 호르몬이 원인인 고혈압도 많다

호르몬과의 관련성이 간과되고 있는 병이 고혈압이다. 여성의 갱년기 장애 증상으로 나타나는 고혈압도 처음에는 원인을 특정할 수 없는 고혈압으로 취급된다. 그러나 호르몬을 체크해 보고서야 겨우 원인을 알게 되는 경우가 흔히 있다. 고혈압은 염분의 과잉 섭취, 비만, 스트레스, 기온 변화 등 다양한 원인에서 오는 것으로 생각되나, 호르몬이 원인인 고혈압증이 의외로 많다.

첫 번째로 들 수 있는 것이 신장에서 분비되고 혈압을 높이는 호르몬인 레닌의 과잉 분비이다. 이것은 신동맥(腎動脈)이 좁아지기 때문에 생긴다. 두 번째로 많은 것이 부신에서 분비되는 알도스테론의 과잉이다. 이 호르몬은 체내에 염분을 축적하여 혈관을 수축시키는데, 이런 환자 중에는 부신에 알도스테론을 분비하는 종양이 생긴 사례가 많으며 다음(多飮), 다뇨(多尿), 수족 마비 등의 증상을 보인다. 부신수질에 종양이 생겨도 아드레날린이나 노르아드레날린이 과잉 분비되어 고혈압이 된다.

또 분명히 호르몬 질병의 하나로 고혈압 증상이 나타나는 수가 있다. 부신피질에서의 코르티솔 과잉 분비가 원인이 된 쿠싱 증후군이 대표적인 예로, 이 병에 걸리면 얼굴이 보름달처럼 둥그래지고 붉어지며 여드름, 다모증, 당뇨병 등의 증상이 나타난다.

그리고 갑상선 호르몬이 과잉 분비되어 생기는 바제도병 환자에게서 고혈압 증상을 볼 수 있다. 이때는 최고 혈압은 높은데도 최저 혈압은 낮은 특징이 있으니 주의해야 한다. 바제도병에 의한 고혈압은 항갑상선 호르몬제를 먹으면 2주일 정도 지나 혈압이 정상으로 돌아간다.

현재 호르몬 검사법은 현저하게 진보되어 거의 모든 호르몬을 병원에서 간단히 측정할 수 있으며, 호르몬제에 의한 치료 역시 발전되어 있다. 이제 호르몬을 빼고는 성인병의 원인도 치료도 말할 수 없는 시대가 된 것이다.

6 | 레프틴이라는 다이어트 호르몬

비만은 방치해 두면 당뇨병이나 동맥경화, 고지혈증 등 무서운 병을 동반하므로 얼마 전부터 비만을 일종의 병으로 보기 시작했다. 단순한 대식증 외에 현대에는 스트레스가 원인인 폭식증과 같은 새로운 비만 타입이 등장하고 있다.

체내에는 이런 위험한 상태를 피하려고 밤낮없이 열심히 활동하는 레프틴이라는 호르몬이 있는데, 이것은 록펠러대학의 제프리 프리드먼 박사가 비만 쥐에서 발견했다. 레프틴은 일정 수준 이상으로 비만이 진행될 듯하면 비만을 억제하기 위한 활동을 한다. 그 때문에 '호리호리하다'라는 뜻을 가진 그리스어인 '레프틴'이라는 이름이 붙여졌다. 실제로 레프틴을 비정상적으로 살이 찐 쥐에게 투여해 보면, 쥐는 식욕이 감퇴하고 몸집이 30퍼센트 가까이 작아진다.

이 호르몬을 만드는 데 도움을 주는 것이 당뇨병의 치료로 잘 알려져 있는 인슐린이다. 식사를 하면 췌장에서 인슐린이 분비되고 지방세포에 작용해서 레프틴이 만들어진다.

완성된 레프틴은 혈액의 파도를 타고 단숨에 대뇌까지 올라가 시상하부에 있는 만복 중추에 전령을 보내 식욕을 저하시킨다. 이것이 '배가 부르다'라는 느낌을 불러일으키는 현상이다. 그 결과 지나치게 많이 먹어 불필요한 지방이 쌓일 것 같으면 지방을 한시라도 빨리 태워 버리려고 한다. 이것은 체내의 상태를 언제나 일정하게 유지하려고 하는 호르몬의 항상성 기능 가운데 하나이다.

또 레프틴은 비만을 감시하는 역할도 한다. 비만이 될 위험성을 알아채면 혈액 중에 넘쳐 나 식욕을 억제하고 에너지를 소모함으로써 필사적으로 비만을 해소하려고 하는 것이다. 그런데도 왜 비만이 되는 것일까? 레프틴 활동 이상으로 지방을 과다하게 섭취하기 때문이다.

현대는 포식의 시대여서 자신의 적정량을 넘기기가 십상이다. 이처럼 자칫 방심하면 곧 레프틴의 힘이 미치지 못하게 되는 수가 있다. 그런데 레프틴이 발견된 후 지방 세포도 새로이 각광을 받게 되었다. 레프틴의 기능이 발견되기 전까지는 몸을 뚱뚱하게 만드는 것으로 여겨지던 지방 세포가 실은 다이어트를 할 때 몸의 컨디션 변화에 관계하고 있다는 사실을 알게 된 것이다. 급격히 살을 빼면 일시적으로 몸의 컨디션이 나빠지는 수가 있는데, 이것은 지방 세포에서 분비되는 보체(補體)라는 난백질의 상실이 원인이다.

레프틴이라는 다이어트 호르몬이 발견됨으로써 비만 치료에 대한 개념이 크게 달라졌다. 식욕을 통제하는 작용을 이용한 다이어트 약품의 결정판을 개발할 수 있으리라 기대되는 바이다.

7 | 갱년기 장애를 극복하려면 자신의 타입을 알라

얼굴 또는 손발이 화끈거린다, 심장이 답답하고 울렁거린다, 어깨가 결리고 팔을 들어올릴 수 없다…….

이런 증상들은 어떤 여성에게나 반드시 찾아오는 갱년기 장애이다. 갱년기가 되면 호르몬의 작용이 감퇴하여 심신에 갖가지 증상이 나타나게 마련이다.

젊은 여성이 생기 있고 아름다운 것은 사춘기 이후 더욱 분비량이 증가하는 여성 호르몬 덕분이다. 그런데 이 여성 호르몬은 25세 무렵부터 조금씩 줄어들기 시작해 40대 후반에서 50대에 이르면 급격히 감소한다. 여성 호르몬의 감소가 시작되면 뇌의 성 중추, 특히 자율 신경 중추에 커다란 영향이 와 몸의 균형이 깨져 여기저기에 이상 현상을 보인다.

엄밀히 말해 갱년기 장애는 병이 아니며 그 증상은 원인에 따라 다양하다. 호르몬을 중심으로 생각하면 다음의 3가지 타입으로 나눌 수 있다.

첫 번째는 혈액 속의 에스트로겐 분비가 감소됨에 따라 여포 자극 호르몬과 황체 호르몬이 증가하는 호르몬 불균형 타입으로, 갱년기 장애로 치료를 받는 환자의 약 10퍼센트 안팎이 여기에 해당한다. 치료에 의해 증상은 비교적 어렵지 않게 개선된다. 두 번째는 신경 과민 타입으로 잠을 이룰 수 없다, 초조하다, 손발이 차갑다는 등 여러 가지 증상이 있고 매우 심한 편이다. 이것이 심해지면 우울증이나 신경증으로 발전하기도 한다. 세 번째는 이렇다 할 뚜렷한 증상이 없는 경증 타입으로, 혈액 속의 호르몬량에 큰 변화가 보이지 않는다.

　이 3가지 타입을 염두에 두면 갱년기 장애를 치료하기 위한 계획을 세우는 데 크게 도움이 되고 일상생활을 영위함에 있어 유익할 것이다. 갱년기 장애가 나타나면 제일 먼저 자신이 어떤 호르몬 타입에 속하는지를 제대로 알아 둘 필요가 있으며 제5장의 호르몬 체크를 참고하자.

연령에 따른 에스트로겐 분비 곡선

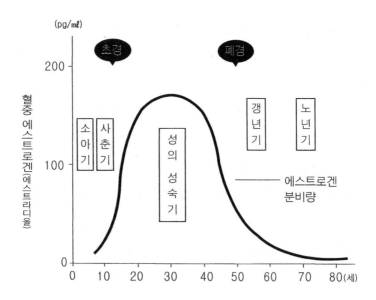

8 | 성기능 장애는 프롤락틴 과잉을 의심한다

남성이 갱년기를 맞아 남몰래 고민하기 시작하는 것이 임포텐츠이다. 그런데 그 정도의 나이가 아닌데 뜻대로 성생활을 할 수 없는 경우, 일단 뇌에 종양이 있는 것은 아닌지 의심해 보아야 한다. 돈을 들여 비싼 강장제를 마구 먹거나 스트레스 해소를 시도해 보아도 효과가 없던 환자가 뇌하수체에 생긴 종양을 수술로 절제했더니 임포텐츠가 말끔히 나았다는 것은 결코 드문 이야기가 아니다.

뇌하수체에 생기는 이 종양은 프롤락틴이라는 호르몬을 대량 생성·분비한다. 프롤락틴은 원래 뇌하수체에서 분비되며, 여성의 경우에는 젖샘(유선)을 자극하여 젖의 분비를 촉진한다. 그러나 문제는 남성의 경우 과잉이 되면 남성 호르몬의 활동을 억제하므로 임포텐츠의·원인이 된다는 것이다.

이 종양은 초기에는 별다른 증상이 없어 좀처럼 알아차리기 힘들다. 어느 정도 커지면 남성인데도 가슴에서 우유 같은 분비물이 나오고, 종양이 시신경을 압박하여 두통이 생기거나 시야가 좁아진다. 이때 먼저 귀에 가까운 눈꼬리 쪽 시야부터 보이지 않게 되므로 의심이 가는 사람은 일찌감치 내분비계 전문의에게 상담하는 것이 좋다. 프롤락틴이 과잉 분비되는 원인으로는 갑상선 호르몬의 부족을 들 수 있으며, 도파민이 부족해도 프롤락틴의 분비량이 증가하여 임포텐츠가 될 우려가 있다.

현재 임포텐츠로 고민하고 있는 사람 중에는 프롤락틴 과잉인 고프롤락틴증에 걸려 있는 사람의 비율이 매우 높을 것으로 생각된다.

최근에는 대부분의 병원에서 임포텐츠의 원인이 남성 호르몬에 의한 것인가, 프롤락틴에 의한 것인가를 금방 진단할 수 있다. 종양이 발견되었다고 해도 암처럼 악성이 아니기 때문에 조기에 알면 브로모크립틴이라는 특효약으로 치료가 가능하며, 제거 수술은 콧구멍을 통해 간단하게 시술된다.

일상생활에서는 갑상선 호르몬의 생성을 촉진하는 요오드를 포함한 해조류를 많이 섭취하거나 도파민을 충분히 분비시키는 데 도움이 되도록 좋아하는 음악을 듣는 것이 효과적이다.

9 | 어린이의 병은 태아 시절 호르몬 이상에서 시작된다

지금껏 신체의 질병과 호르몬의 인과 관계를 여러 가지로 이야기해 왔지만, 무엇보다 흥미로운 것은 임신중 태아의 호르몬 이상이다. 임신중 호르몬 분비는 대단히 신비롭다. 임신 기간에는 태반이 임시로 내분비선이 되는 것이다.

작은 수정란이 성장하는 데에는 온갖 호르몬의 도움이 필요하지만, 발달하지 못한 태아의 뇌하수체에서는 호르몬을 충분히 분비할 수가 없다. 그래서 뇌하수체를 대신하여 태반이 태아에게 필요한 호르몬은 물론이거니와 산소나 영양 따위를 공급한다. 그런데 이 시기에 어머니가 스트레스로 인해 식욕 부진에 걸리거나 편향된 식생활을 하여 영양 장애를 일으키면 태아의 장기나 기능이 그에 맞추어 축소되는 불가사의한 현상이 일어나고, 이렇게 되면 태아의 내분비선이 제대로 발달하지 못해 다양한 장애를 초래한다.

앞에서 말한 모체의 호르몬 이상에서 빚어지는 성 대상 이상, 즉 동성애 경향은 그중 하나이다. 또 특히 많은 것이 췌장의 기능 이상에 따른 인슐린 분비 장애, 혈중 코르티솔 농도가 높아지는 고혈압 증상이다. 그 가운데 혈관의 동맥경화가 이미 10대부터 시작되는 경우마저 볼 수 있다.

자녀를 이런 위험으로부터 보호하기 위해 반드시 태아 때 호르몬 체크를 해야 한다. 만에 하나 문제가 발견되더라도 어머니가 조기에 건강하고 규칙적인 생활을 회복함으로써 개선될 수가 있다. 그러나 시간이 지날수록 치료는 어려워진다는 것을 명심해야 한다.

10 | 평생을 좌우하는 신생아의 호르몬 체크

아이가 살아갈 앞으로의 인생을 좌우할 수 있으므로 어린이, 더욱이 신생아의 호르몬 체크는 중요하다. 이를테면 선천성 부신피질 과형성이나 선천성 갑상선 기능 저하증(크레틴병)은 5천~6천 명에 2명 꼴로 발견되는 병이다. 그러나 방치해 두면 생명에 지장이 있거나 지능 발달 장애라는 돌이킬 수 없는 파국으로 번질 가능성이 있다.

그래서 가능한 한 신생아는 호르몬 체크를 해두는 것이 바람직하다. 이것은 '매스클리닝'이라고 불리는 것으로, 신생아의 발뒤꿈치에서 혈액을 2~3방울 채혈해서 부신피질 호르몬이나 갑상선 호르몬의 항체를 배어들게 한 시험지에 반응하게 한 다음 호르몬의 결핍을 손쉽게 조사하는 방법이다. 이 검사는 아이가 태어나자마자 바로 하지 않으면 의미가 없다. 어린이들을 선천적인 질병으로부터 보호하기 위해 앞으로 더욱더 보급되어야 한다.

11 | 호르몬 수용체 장애로 생기는 질병

지금까지 호르몬 분비량의 과부족으로 인해 발병하는 증상에 대해 알아보았다. 최근에 와서는 호르몬의 분비량은 정상인데 수용체, 즉 호르몬을 감지하는 안테나의 감도가 떨어져서 발병하는 질병들이 발견되고 있다. 예를 들어 체내 지방을 분해하거나 불필요해진 지방 세포를 태우는 베타 3 아드레날린이라는 호르몬이 있는데, 그 수용체를 형성하는 아미노산의 유전자 이상으로 생기는 비만증이 있다. 아무리 먹어도 살이 찌지 않는 사람이 있는가 하면 먹는 대로 살이 찌는 사람이 있다. 이런 차이가 생기는 까닭을 그저 막연하게 체질 탓이라고 여겨 왔었으나, 베타 3 아드레날린에 관한 연구가 진척됨으로써 비만에 대한 생각이 완전히 달라졌다.

태어나면서부터 그렇게 되어 있으니 숙명이라며 체념할 수밖에 없다고 생각하는 사람이 있을지 모르지만, 다행히도 이 경우에는 특별한 칼로리 조절로 비만을 멈출 수 있다. 베타 3 아드레날린에 이상이 있는 사람은 하루에 소비하는 칼로리의 양이 정상인보다 200칼로리 적다는 사실이 밝혀졌다. 따라서 이 칼로리만큼 조절하는 식생활을 늘 염두에 두고 있으면 된다. 또한 살이 찌면 인슐린의 수용체가 감소해 버리는 경우가 있는데, 그 결과 인슐린이 제대로 작용하지 못해 혈당치가 높아지기도 한다.

이처럼 호르몬과 질병의 관계가 한층 분명하게 밝혀지고 있다. 앞으로의 연구에 따라 의외의 호르몬 질병이 발견되고 치료법이 개발될 것이다.

12 | 키는 호르몬 수용체의 숫자로 결정된다

호르몬 수용체의 숫자가 저신장증(低身長症)을 일으키는 원인이라는 놀라운 사실이 밝혀졌다. 지금까지 신장의 차이는 오로지 성장호르몬 분비량의 차이에서 오는 것으로 생각되어 왔다. 뇌하수체에서 분비되는 이 호르몬의 분비량이 적으면 아무리 영양을 골고루 섭취해도 키가 크지 않고, 반대로 분비량이 너무 많으면 2미터가 넘는 거인이 되어 버린다는 것이었다.

그런데 호르몬의 수용체에 관한 연구가 진전을 이루어 신장을 결정하는 것은 호르몬 수용체의 숫자라는 사실을 알게 되었다. 이것은 미국 슬론 캐터링 기념 암 센터의 D. 글루데 박사 등의 연구 팀이 내놓은 주장으로, 키가 큰 사람과 작은 사람 간에는 호르몬의 안테나 격인 수용체의 숫자에 명백히 차이가 있다는 것이다.

이 연구 팀은 아프리카의 피그미족과 미국인을 대상으로 유전적으로 키가 큰 사람과 작은 사람의 백혈구를 비교해 보았더니, 유전적으로 키가 작은 사람은 인슐린 유사 성장 인자 1(IGF-1)이라는 호르몬을 감지하는 수용체의 숫자가 키 큰 사람의 약 10분의 1밖에 되지 않았다고 한다.

IGF-1은 간에서 생성되어 유아기나 사춘기에 많이 분비되는 호르몬으로, 성장 호르몬의 작용을 중개하거나 뼈의 성장을 촉진한다. 이 호르몬이 작용을 할 수 있는 것은 안테나 역할을 하는 수용체가 이 호르몬에 반응했을 때뿐이다. 그러나 원래 수용체의 안테나 숫자가 적으면 아무 소용이 없다.

그렇다면 어떻게 해서 수용체의 안테나가 적어지는 것일까? 이 문제에 대해 연구를 거듭한 결과, 키가 작은 사람의 백혈구에서는 IGF-1 호르몬의 수용체를 만드는 유전자 정보가 복사되는 양이 매우 적기 때문에 유전적으로 수용체의 숫자가 억제된다는 사실이 밝혀진 것이다.

유전자는 본래 어느 정도 재조합이 가능하다. 예를 들어 지금껏 저신장의 치료에 다음과 같은 방법이 사용되어 왔다. 먼저 성장 호르몬을 만들어 내는 유전자를 대장균에 짜 넣고 대장균의 왕성한 번식력을 이용해 인공적으로 성장 호르몬을 만들어 내는 방법이다. 그런데 원료가 되는 성장 호르몬은 사망자의 뇌하수체에서만 추출된다. 게다가 저신장증 환자 한 사람을 치료하는 데에는 약 50명 분의 뇌하수체가 필요하므로 실제로 이용하는 데에는 커다란 무리가 따를 수밖에 없다.

가까운 장래에 유전자의 재조합 작업에 의해 IGF-1의 수용체를 증가시킬 수 있게 된다면 저신장증의 치료가 급진전할 가능성이 있다고 본다.

13 | 잠 잘 자는 아이를 만드는 호르몬

아이들의 성장에 중요한 것은 두말할 필요 없이 성장 호르몬이다. 뇌하수체에서 분비되는 이 호르몬은 밤 동안에는 1일 분비량의 무려 3분의 2가 분비된다.

어른들이 '잠 잘 자는 아이가 잘 큰다'라고 하는 말 그대로, 성장 호르몬은 잠이 깊으면 깊을수록 분비량이 증가한다. 실제로 잠자리에 들어 곧 발생하는 논렘 수면, 즉 깊은 잠에 빠지면 성장 호르몬의 분비량은 현격하게 증가한다. 낮 동안에도 성장 호르몬의 분비량은 식사 후 혹은 스트레스를 받았을 때 또는 운동 등의 영향으로 증가하지만, 역시 밤에 잠이 든 직후가 가장 많이 분비된다. 그러나 새벽녘의 이른바 렘 수면(얕은 잠) 상태가 되면 분비는 정지해 버린다.

또 일생을 하나의 사이클로 하여 분비량을 보면 사춘기가 절정을 이루는데, 그래서 통상적으로 이 시기에 키가 부쩍부쩍 크는 것이다. 그러므로 사춘기에 자주 밤을 새우거나 수면 시간이 3시간이 안 되면 충분히 키가 크지 않는다.

이 밖에 사춘기에 분비가 최고에 달하는 호르몬에는 황체 형성 호르몬 방출 호르몬(LHRH)이 있다. 이 호르몬은 시상하부에서 90분 간격으로 분비되고 생식선 자극 호르몬의 분비를 촉진하며, 마찬가지로 밤에 가장 많이 분비된다. 밤이 되면 섹스를 하고 싶어지는 것은 LHRH가 생식선 자극 호르몬의 분비를 촉진하는 동시에 성욕을 높이는 중추에도 작용을 미치기 때문이다. 이 두 호르몬의 분비 사이클을 보아도 밤의 수면이 얼마나 중요한가를 알 수 있다.

이상으로 갖가지 질병이 호르몬의 불균형으로 인해 생긴다는 것을 이해했을 터이다. 그리고 호르몬 질병에 대한 구체적인 내용은 다음 장에 일람표로 만들어 두었으니 자신의 호르몬 타입과 맞추어 보면 도움이 될 것이다.

생 명 의   신 비   호 르 몬

1. 우리 몸 속에서는 다양한 호르몬이 분비되고 있으며, 이것들은 제각각 1일 필요량이 정해져 있고 분비 사이클을 갖고 있어 어떤 것은 낮 동안에 왕성하게 분비되는가 하면 어떤 것은 밤 동안에 왕성하게 분비된다. 그런데 이것이 제대로 지켜지지 않거나 분비량에 과부족이 생기면 우리는 심신의 균형을 잃어 여러 가지 질병을 앓게 된다.

2. 요즘 주위에서 흔하게 볼 수 있는 당뇨병과 고혈압 역시 호르몬이 원인이다. 당뇨병은 췌장에서 분비되는 호르몬인 인슐린이 부족하거나 약화되어 발병하는 호르몬 질병으로, 당뇨병 가운데 어떤 타입은 성장 호르몬과 관계 있다. 한편 고혈압이 호르몬과 관련 있다는 사실을 아는 사람은 적다. 하지만 호르몬 질병의 하나로 고혈압이 나타나는 경우가 있는데, 갑상선 호르몬 과잉증인 바제도병과 코르티솔 과잉증인 쿠싱 증후군이 대표적인 예이다.

3. 지금까지 비만은 체질의 문제이거나 체지방의 문제로만 여겨져 왔다. 그러나 최근에는 대식증, 폭식증과 같은 새로운 비만 타입이 등장하고 있으며, 우리의 몸 속에서는 이러한 상태를 피하려고 레프틴이라는 호르몬이 열심히 활동한다. 다시 말해 레프틴은 비만 억제의 작용을 하는 호르몬으로, 시상하부에 있는 만복 중추에 명령을 보내 식욕을 저하시킨다. 또한 비만이 될 것 같으면 레프틴이 혈액 중에 많아져 식욕을 억제하고 에너지를 소모한다.

4. 어린 시절의 건강이 평생의 건강을 좌우한다는 말이 있다. 실은 어린 시절이 아니라 태아의 건강이라고 하는 편이 옳은 표현일 것이다. 임신 기간에 모체가 스트레스를 받거나 편향된 식생활을 하여 영양 장애를 일으키면 태아의 내분비선이 충분히 발달하지 못해 성 대상 이상이나 고혈압 증상

몸 의 이 상 은 호 르 몬 에 게 묻 는 다

등 여러 가지 장애를 갖게 된다. 이렇게 태아의 건강은 평생의 건강을 좌우하게 되므로 신생아는 반드시 호르몬 체크를 해두는 것이 바람직하다.

5. 미국의 한 연구 팀이 피그미족과 미국인을 대상으로 조사를 해보았더니 유전적으로 키가 작은 사람은 인슐린 유사 성장 인자 1이라는 호르몬을 감지하는 수용체의 숫자가 현격하게 적었다고 한다. 인슐린 유사 성장 인자 1은 유아기나 사춘기에 왕성하게 분비되고 성장 호르몬의 작용을 중개하거나 뼈의 성장을 촉진하는 호르몬으로, 수용체가 이 호르몬에 반응하지 않으면 전혀 작용할 수 없기 때문에 키가 크지 못하는 것이다.

6. 여성이라면 반드시 찾아오게 마련인 갱년기에는 호르몬의 작용이 감퇴하여 심신에 갖가지 증상이 나타난다. 여성 호르몬은 25세를 전후하여 감소하기 시작해 40~50대에 이르면 급격히 줄어들며 이로 인해 몸의 균형이 깨져 다양한 증상을 보이는 것이다. 엄밀히 말하자면 갱년기 장애는 질병은 아니지만, 이 역시 호르몬으로 인해 빚어지는 이상 현상임에는 틀림없다. 갱년기 장애에 현명하게 대처하게 위해서는 앞에서 언급했듯이 자신의 호르몬 타입을 사전에 알아 두면 도움이 된다.

7. 남성 또한 갱년기를 맞는데 가장 큰 고민거리가 임포텐츠이다. 이것은 프롤락틴이 과잉 분비되어 남성 호르몬의 활동을 억제하여 발생하는 경우가 많으며, 프롤락틴이 과잉 분비되는 원인으로는 뇌하수체의 종양, 도파민 부족, 갑상선 호르몬 부족 따위를 들 수 있다. 그러므로 값비싼 강장제를 먹는 것보다는 병원에서 호르몬 진단을 받고 갑상선 호르몬의 생성을 촉진하는 해조류를 충분히 섭취하고 도파민의 분비를 촉진해 주는 음악을 듣는 것이 효과적이다.

Aldosterone
Aldosterone
Epinephrine
Secretin
Secretin Oxytocin
wound hormone
Thyroxine Melatonin
Estrogen
Melatonin

strogen
Estrogen hormone
wound
Aldosterone

Melatonin

Steroid

제9장

호 르 몬 과 부 족 으 로 생 기 는 질 병

호르몬 이상에 의한 질환

증상별 질병 체크

1 | 호르몬 이상에 의한 질환

우리 주변에는 갑상선 질환 환자가 암 환자의 숫자만큼이나 많다. 이렇게 갑상선의 이상뿐만 아니라 호르몬 질환은 결코 특수한 것이 아니다. 앞으로 검사 기술이 발달함에 따라 그 숫자는 더욱 늘어날 것이다. 실로 건강을 지키거나 질병의 치료를 위해서도 호르몬과의 관련을 무시할 수 없는 시대를 맞이한 셈이다.

갑상선 질환

갑상선 질환은 증상이 가벼워서인지 방치해 두어도 급격히 악화하는 경우가 많지 않아 대부분 그냥 지나치고 있어 치료를 받는 경우는 극히 일부에 지나지 않는다.

바제도병

자가 면역에 의해 갑상선 호르몬이 필요 이상으로 분비되는 병으로, 갑상선 기능 항진증의 90퍼센트 이상을 차지한다. 바제도병 환자 가운데에는 20~30대의 젊은 여성이 대다수이지만, 최근에는 50세 이상의 사람도 적잖이 있다.

안구 돌출, 갑상신 종대, 심게 항진이 3대 증상이며 이외에 식욕 항진과 체중 감소(여위었는데도 많이 먹음), 발한(특히 더위에 약함), 손가락 떨림, 숨이 참, 부정맥, 초조, 과민, 미열, 설사, 불면, 근력 저하나 사지 마비, 요당 양성, 무월경증 등의 증상이 있다. 이 때문에 심장병이나 위장병, 당뇨병 등으로 착각하는 수가 종종 있다. 특히 바제도병에 걸린 고령자에게 3대 증상이 보이지 않는 경우가 빈번하여 순환기나 소화기의 암으로 오진되는 사례마저 있다.

바제도병은 체질적으로 유전되기 쉬운 병이니 가족 중에서 환자가 있으면 특히 주의해야 한다. 혈액을 조금 채혈해서 갑상선 호르몬 수치가 높다든가 갑상선 자극 호르몬 수치가 낮다든가 하는 데이터로 진단한다.

하시모토 갑상선염

바제도병과 반대로 갑상선 호르몬이 부족해서 발병하는 대표적인 질환이다. 하시모토 갑상선염에 걸리면 갑상선과 얼굴이 붓는다. 그런데 갑상선 호르몬이 부족하면 왜 갑상선이 부을까? 여기에는 갑상선 호르몬의 재료인 요오드와 갑상선 자극 호르몬을 분비하는 뇌하수체가 깊이 관련되어 있다.

뇌하수체는 책임감이 강한 기관이어서 갑상선이 빨리 호르몬을 분비하도록 명령하는 갑상선 자극 호르몬을 분비한다. 하지만 갑상선은 호르몬의 재료가 되는 요오드가 체내에 없으면 아무것도 할 수가 없다. 체내에 요오드가 있는지 없는지를 알 리가 없는 뇌하수체는 갑상선 자극 호르몬을 계속 분비함으로써 갑상선을 필요 이상으로 자극하게 되고, 그 결과 갑상선이 부어오르는 것이다. 이 현상은 요오드가 조금만 부족해도 일어난다.

갑상선 질병은 대체로 여성에게 많듯이 하시모토 갑상선염은 1대 10의 비율로 압도적으로 여성에게 많으며, 바제도병보다 약간 높은 연령인 40~50세에 가장 흔하다. 그러나 대부분 갑상선이 붓는 것

외에 갑상선 기능은 정상이다. 다만 방치해 두면 출산 뒤에 갑상선 기능 저하증이 되어 바제도병과 반대되는 증상이 나타난다. 피부가 붓고 추위를 잘 타고 목소리가 굵어지며 말이 느려지는 데다가 손발 차가움, 피부 건조, 전신의 권태감, 탈모, 식욕 부진, 변비, 기억력 감퇴, 땀이 적어짐, 수족 떨림, 생리 불순, 월경 과다, 성욕 감퇴, 혀가 두터워짐, 빈혈 등 갖가지 증상을 보인다. 이 증상들은 노인성 치매, 심장병이나 위장병, 호흡기 질환, 간 질환으로 오진되기 쉽다.

혈액을 채취하여 혈중 갑상선 호르몬이나 갑상선 자극 호르몬의 상태를 보는 것으로 간단하게 진단할 수 있다. 치료는 정도에 따라 다른데, 보통은 부족한 갑상선 호르몬을 보충함으로써 1~2개월 만에 몰라볼 정도로 원기를 되찾는다.

갑상선 종양

대부분은 양성이지만, 악성인 것을 모르고 그냥 지나쳐 버리기 쉽다. 갑상선암은 촉진을 하거나 초음파 검사를 하면 1천 명에 1~2명 비율로 발견된다. 갑상선암에는 유두암(특히 여성이 걸리기 쉽다), 악성일 가능성이 높은 미분화암(未分化癌), 여포암, 수질암 등 4종류가 있다. 이외에 최근 증가 추세에 있는 악성 림프종이 갑상선에 생긴다.

초음파 검사, 세포 진단 등으로 진단할 수 있다.

부갑상선 질환

부갑상선 기능 항진증

부갑상선 호르몬이 과잉 분비되어 생기는 병으로, 부갑상선에 종양이 생기거나 암 때문에 생기는 원발성 부갑상선 기능 항진증과 투석 환자에게 많이 보이는 2차성 부갑상선 기능 항진증 등이 있다. 이 병에 걸리면 혈중 칼슘 수치가 높아져 번갈증, 다음, 다뇨, 식욕 감퇴, 뼈의 변화, 요로 결석, 혈뇨, 의식 혼탁과 같은 증상이 나타난다.

초음파나 동위원소(아이소토프)로 부갑상선 호르몬 수치를 측정 · 진단하여 수술로 종양을 떼어 내는 것이 치료의 원칙이다.

악성 종양이 부갑상선 호르몬 관련 펩티드를 분비하여 생기는 고칼슘 혈증과 구별하는 것이 매우 중요한데, 이 경우에는 물론 치료 방법이 다소 달라진다.

부갑상선 기능 저하증

자기 면역 또는 갑상선을 수술로 절제한 뒤 부갑상선 호르몬 분비가 저하되는 경우와 부갑상선 호르몬이 작용하는 신장의 수용체에 이상이 있는 경우가 있다. 혈중 칼슘 수치가 저하되면 손이 저려 오며, 이것은 비타민 D 제제를 투여해서 치료한다.

뇌하수체 질환

뇌하수체 전엽 기능 저하증

뇌하수체 또는 시상하부의 장애로 인해 뇌하수체 전엽의 주요한 호르몬인 성장 호르몬, 프롤락틴, 생식선 자극 호르몬, 부신피질 자극 호르몬(ACTH)와 갑상선 자극 호르몬(TSH)의 일부 또는 전부가 결핍될 때, 표적 기관의 기능이 저하되어 여러 가지 증상을 일으킨다.

갑상선 기능 저하증에 대해서는 이미 설명했으며, 생식선 기능 저하와 부신 기능 저하의 증상과 치료에 대해서는 뒤에서 설명하겠다. 또 성장 호르몬의 저하에 대해서는 다음의 성장 호르몬 분비 부전성 저신장증을 참고하면 된다. 프롤락틴에 대해서는 무월경·유루(乳漏) 증후군을 참조하기 바란다.

성장 호르몬 분비 부전성 저신장증

과거에 뇌하수체성 소인증이라고 불리던 병으로, 뇌하수체에서 성장 호르몬이 충분하게 분비되지 않아 일어난다. 원인은 출산시 골반 위치 등에 따른 난산에 의한 것과 10세를 전후해 시상하부에 종양이 생기는 것으로 나누어진다.

종양에 의한 경우는 수술로 제거하면 치료가 되며, 성장 호르몬 부족에 의한 경우는 유전자공학적으로 대장균이 합성한 성장 호르몬을 주사한다. 그리고 나이를 먹는 데 따른 성장 호르몬의 결핍과 시상하부의 성장 호르몬 방출 호르몬의 결핍에 의한 경우는 앞으로 성장 호르몬 방출 호르몬의 작용을 지닌 합성 호르몬의 투여가 이용될 전망이다.

말단 비대증

뇌하수체에 성장 호르몬을 생성하는 종양이 생겨 손가락과 발가락이 길어지고 이마나 턱이 돌출하며, 신이나 반지의 사이즈가 커지고 혀와 입술이 두터워진다. 또 신체의 털이 많아지고 땀을 많이 흘린다. 종양이 커지면 두통, 시야 축소, 시력 저하의 증상이 생기고 목소리가 낮아지기도 한다. 증상이 서서히 진행하므로 늘 가까이에 있는 사람은 알아차리지 못하고, 오랜만에 만난 친구가 비로소 변한 모습을 지적하는 일이 자주 있다.

사춘기 전에 이 병에 걸리면 거인증이 되고 고혈압, 당뇨병 등을 동반하는 경우가 흔하다. 혈중 성장 호르몬 수치가 높아 포도당의 작용으로도 억제되지 않는다.

치료에는 다른 뇌하수체의 종양과 마찬가지로 외과 수술, 약물 요법, 방사선 요법의 3가지가 이용된다. 수술로는 콧속을 통해 뇌하수체의 종양을 절제하는 방법이 보급되어 있고, 그것으로 안 될 경우에는 나머지 두 방법을 쓴다.

무월경 · 유루 증후군

뇌하수체에서 프롤락틴이 과도하게 만들어지면 젊은 여성은 생리가 없어지는 수가 있고 남성은 임포텐츠가 된다는 것은 이미 말한 대로이다.

원인으로서 가장 많은 것은 뇌하수체에 프롤락틴을 만들어 내는 종양이 생기는 경우이다. 여성은 젖이 저절로 배어 나오는 동시에 생리가 멈추기 때문에 조기에 발견할 수 있으나, 남성은 좀처럼 알아차리기가 어려워 종양이 커져 시력이 저하되거나 시야가 좁아지면 그때에야 비로소 이상을 깨닫는다. 그런데 시상하부의 이상이나 갑상선 기능 저하증 등으로 프롤락틴이 과잉 분비되는 수가 있으나 항우울제, 구토 억제제나 에스트로겐 등의 약제에 의해 과잉 분비되는 경우가 더 많다.

뇌하수체선의 종양은 브로모크립틴이라는 도파민 효능약을 쓰면 효과가 있고 수술이나 방사선 요법은 필요 없다. 이 약을 복용하면 종양이 차츰 작아지고 생리가 다시 시작되지만, 중지하면 증상이 또 다시 나타나는 것이 문제이다.

요붕증

뇌하수체 후엽에서 분비되어 신장에 작용하는 항이뇨 호르몬인 바소프레신이 부족하여 발병하는 질환이다. 요붕증이 있으면 소변을 자주 보고 그로 인해 번갈증과 다음 증상이 나타난다. 바소프레신은 시상하부에서 만들어지고 뇌하수체 후엽에 저장되어 있으므로 요붕증의 원인으로는 시상하부의 종양이 의심된다. 그러나 그중에는 원인 불명인 것과 유전성인 것이 있다.

요붕증으로 오인되기 쉬운 것은 스트레스에서 오는 심인성 다뇨인데, 이를 가려내기 위해서는 수분 제한이나 농도가 진한 식염수의 작용으로 소변이 농축되는가, 호르몬 보충 요법으로 바소프레신이 효과가 있는가를 알아본다.

과거에는 동물로부터 추출한 바소프레신을 주사하여 치료했지만, 최근에는 장기간 효과가 지속되는 데스모프레신이라는 약제를 투여함으로써 개선되기 때문에 치료가 상당히 수월해졌다. 머잖아 경구제가 나올 것으로 기대된다.

부신 질환

애디슨병

부신피질이 90퍼센트 이상 파괴되면 코르티솔, 알도스테론, 디히드로에피안드로스테론(DHEA)의 3가지 호르몬이 결핍되어 피로감과 탈력감을 느끼고 체중 감소, 구역질, 식욕 부진, 저혈압, 저혈당 같은 증상이 나타난다. 여성인 경우에는 액모나 음모가 빠지고 피부가 칙칙해진다.

애디슨병의 원인으로 과거에는 결핵이 압도적으로 많았지만, 우유 살균법과 화학 요법의 진보로 그것은 감소되었다. 그 대신 부신의 조직이나 산소에 대한 항체를 만들어 내는 자가 면역 질병이 대다수를 차지한다. 또 유전적 요인이 관계하여 하시모토 갑상선염이나 부갑상선 기능 저하증 등을 합병하는 경우가 있다.

치료에는 부족한 호르몬, 그중에서 특히 코르티솔을 보충하는 것이 중요하다. 또 DHEA는 나이를 먹을수록 감소하기 때문에 이를 보충하는 것이 시급하다.

쿠싱 증후군

쿠싱 증후군은 만성적인 코르티솔 과잉증이다. 주요한 징후로서는 중심성 비만, 고혈압, 생리 이상, 다모, 여드름, 근력 저하, 골다공증, 부종 등을 들 수 있다.

원인으로는 뇌하수체에 부신피질 자극 호르몬(ACTH)을 만드는 종양이 생기는 경우와 부신에 코르티솔을 만드는 종양이 생기는 경우의 2가지가 있다. 그러나 드물게는 폐암 등의 악성 종양이 ACTH나 부신피질 호르몬 방출 호르몬(CRH)를 만드는 경우도 있으므로 주의할 필요가 있다. 치료는 뇌하수체의 ACTH를 만드는 종양을 콧속을 통해 절제하거나 방사선 요법을 쓴다. 부신의 종양 역시 수술로 떼어 낸다.

급성 부신 부전

부신피질 호르몬 가운데 생명 유지에 불가결한 코르티솔과 알도
스테론이 급격히 부족하게 되어 구토나 저혈압, 저혈당, 발열, 의식
장애 등을 동반하는 쇼크 상태에 빠지는 것이 이 병의 특징이다.

부신피질 기능이 정상인 사람의 1일 코르티솔 분비량은 20밀리그
램이나, 어떤 스트레스를 받으면 200밀리그램으로 10배나 상승한다.
이렇게 해서 인체의 항상성을 유지하는 것이기는 하지만, 이 병에 걸
린 환자는 원래 코르티솔의 양이 적은 데다가 스트레스 방어 반응을
하지 못해 급격한 쇼크 상태가 일어나는 것이다. 급성 부신 부전은
그대로 방치하면 치사율이 높은 질환이므로 시기를 놓치지 말고 수
용성 코르티솔을 정맥 주사하거나 생리적 식염수와 포도당을 .대량
주사해서 저혈압과 저혈당을 개선해야 한다.

또 감염증이 원인이 되어 생기는 경우가 많으므로 어떤 세균에나
효능이 있는 항생 물질을 충분히 투여한다. 치아노제(혈액 중의 산소
가 결핍되어 피부나 점막이 검푸르게 보이는 상태 : 옮긴이)를 동반할 때
에는 산소를 공급해 주고, 저혈압이 개선되지 않으면 승압제를 링거
주사하는 것이 중요한 조치가 된다.

부신 성기 증후군

이것은 부신피질에서 안드로겐이 과잉 분비되어 생기는 병이다.
남성의 경우는 남성화가 조기에 일어나는 사춘기 조발증이, 여성의

경우는 외성기의 이상이나 남성화(음핵 비대, 다모증, 저음 등) 증상이 나타난다. 여기에는 선천성과 후천성이 있는데, 신생아의 경우에는 태어나자마자 적절한 치료를 하지 않으면 사망하고 마는 무서운 질병이다.

2 | 증상별 질병 체크

비만	비만의 90퍼센트는 체질성 단순 비만이나 호르몬 이상에 의한 것으로는 쿠싱 증후군, 당뇨병, 터너 증후군(여성의 XX유전자 하나가 없는 증상) 등이 있다.
야윔	신경성 식욕 부진증, 애디슨병, 당뇨병, 바제도병, 갈색 세포종 등.
저신장	성장 호르몬 결핍성 저신장증(소인병), 갑상선 기능 저하증(크레틴병), 성 조숙, 알브라이트 증후군(뼈의 이상 발육, 생리 및 사춘기의 조숙, 피부가 암회색으로 되는 증상) 등.
고신장	뇌하수체성 거인증, 클라인펠터 증후군(남성의 가슴이 여성처럼 발달하고 정자 형성이 불완전한 병), 마르팡 증후군(뼈, 근육, 심장 등의 이상 발육을 유발하는 선천성 발육 이상 증후군) 등.
다한(多汗)	바제도병, 갑상선증, 갈색 세포종, 신경아세포종(교감신경에 생기는 악성 종양) 등.
소한	갑상 선기능 저하증, 쇼그렌 증후군(눈과 입이 마르는 만성 자가 면역 질환) 등.
번갈증 (다음 · 다뇨)	요붕증, 신성 요붕증(항이뇨 호르몬의 혈중 농도가 높은데도 신장이 반응하지 못해 생기는 질환), 심인성 다뇨, 부갑상선 기능 항진증, 당뇨병, 갈색 세포종 등.
추위를 탐	갑상선 기능 저하증(크레틴병), 뇌하수체 기능 저하증, 애디슨병, 요붕증 등.
다모승	쿠싱 증후군, 부신 성기 증후군, 말단 비대증, 다낭성 난소 증후군 등.
탈모증	뇌하수체 기능 저하증, 애디슨병, 갑상선 기능 저하증 등.
당뇨	당뇨병, 말단 비대증, 바제도병, 쿠싱 증후군 등.
저혈당	의식 장애가 생기고 저혈압을 동반. 애디슨병, 뇌하수체 기능 저하증 등.
피부 색소 침착	애디슨병, 쿠싱 증후군, 부신 성기 증후군 등.

저칼륨 혈증	근력 저하, 피로감, 구토, 혼수 상태를 동반. 쿠싱 증후군, 바터 증후군(부신피질 호르몬의 과잉 또는 이뇨제로 인한 칼슘 배설로 생기는 병), 원발성 알도스테론증 등.
고칼륨 혈증	근육 마비, 지각 장애, 부정맥을 동반. 애디슨병, 뇌하수체 전엽 기능 저하 등.
저나트륨 혈증	일상에서 가장 많이 볼 수 있는 전해질 이상으로, 의식 장애를 동반. 고령자의 경우에는 일반적으로 바소프레신 증가. 애디슨병, 뇌하수체 기능 저하증, 부신 성기 증후군 등.
고나트륨 혈증	쿠싱 증후군, 요붕증 등.
고칼슘 혈증	탈수증, 다뇨, 근력 저하 등이 일어남. 원발성 부갑상선 기능 항진증, 악성 종양 등

건강하고 풍요로운 인생을 주는 신비의 물질 호르몬

호르몬에 대해 알고 있는 사람은 의외로 드물다. 하물며 호르몬이 우리 몸 속에서, 그리고 우리 머릿속에서 어떤 작용을 하고 있는지는 더욱 말할 나위 없다. 알고 있다고 해보아야 고작 여성 호르몬, 남성 호르몬 정도가 아닐까? 하지만 우리가 알고 있든 모르고 있든 호르몬은 우리가 이 세상에 태어나기 전부터 한시도 쉬지 않고 분비되고 움직인다.

이 책 여기저기에서 거듭 설명되고 있지만 호르몬은 신체에만 국한된 것이 아니다. 우리가 인간으로 존재할 수 있게 하는 감정, 사고, 기쁨, 분노에까지 관여하고 조절해 준다. 하기야 의약계에서 공부하고 종사해 온 나로서도 이렇게 다양한 작용까지는 미처 생각하지 못하고 있었으니 일반인이야 말하기가 무색하다.

그러나 호르몬의 이름은 몰라도 호르몬에 우리의 건강과 인생은 좌우되고 있다. 예를 들어 보자. 최근 노인 인구의 증가와 더불어 각종 매스컴에 심심찮게 등장하는 치매가 있다. 며칠 전에는 텔레비전 뉴스에서 노인성 우울증이 치매로 오해받고 있으며 의외로 많은 노인이 우울증으로 고생하고 있다는 내용의 기사를 보았다. 그리고 날씬해지고자 하는 간절한 마음에서 여성이라면 누구나 한두 번은 시도해 보는 다이어트. 과거에는 어느 정도 살찐 몸을 남녀 모두 부의 상징처럼 보았으나 이제는 남녀노소를 불문하고 뚱뚱한 몸을 부끄러워한다. 물론 비만은 건강에 좋지 못하지만 잘못된 다이어트 방법 때문에 건강을 해치는 경우 역시 많다.

그런데 이 모든 게 호르몬과 관계가 있다. 우울증은 뇌내 호르몬과 관계가 있고 다이어트로 인해 내분비 호르몬의 균형이 무너져 건강을 잃는 것이다. 또 있다. 아이들의 학습 능력, 기억력, 창의력, 성장, 학교 폭력. 이런 것들도 호르몬과 모두 관계가 있다.

이 책의 저자 데무라 히로시는 일본 내분비학계의 대표적 연구가로, 대표적인 호르몬들에 관해 그 작용과 그것들이 심신의 건강에 미치는 영향을 이해하기 쉽게 설명하고 있다. 게다가 어떻게 하면 그것들을 유용하게 이용할 수 있는지, 그것들을 어떻게 이용하면 우리의 능력을 한층 발휘할 수 있는지까지 언급하고 있다.

요즘 부모들은 자녀 교육에 무서울 정도의 열의를 갖고 있다. 그런 부모에게도 도움이 될 것이다. 왜냐하면 이른 아침 시간에 공부를 하면 기억력이 배가하고 공부중에 간식을 먹거나 음료수를 마시는 것은 좋지 못한 까닭이 설명되어 있기 때문이다. 더욱이 성인이라면 책 속에 있는 몇 가지 체크 리스트를 직접 해봄으로써 심신의 건강 상태를 어느 정도를 확인해 볼 수도 있다.

호르몬은 '생명의 신비' 라고밖에 표현할 길이 없는 신기한 물질이다. 이 호르몬을 이해하고 활용하여 많은 사람이 건강하고 풍요로운 인생을 누리기를 바란다.

개정판 출간에 즈음하여 송진섭

생명의 신비 호르몬
Hormon Magic

| 개정판 인쇄 2004년 2월 25일 | 개정판 2쇄 2007년 4월 11일 | 지은이 데무라 히로시 | 펴낸이 임용호 | 옮긴이 송진섭 | 펴낸곳 도서출판 종문화사 | 편집 민성원 | 영업 이동호 | 인쇄 만리사 | 제본 우성제본 | 출판 등록 1997년 4월 1일 제22-392 | 주소 서울시 종로구 통의동 35-24 광업회관 3층 | 전화 (02) 735-6893 팩스 (02) 735-6892 | E-mail jongmhs@hanmail.net | 값 9,800원 | ⓒ 2007, Jong Munhwasa printed in Korea | ISBN 89-87444-44-4 03830 | 잘못된 책은 바꾸어 드립니다.